U0307236

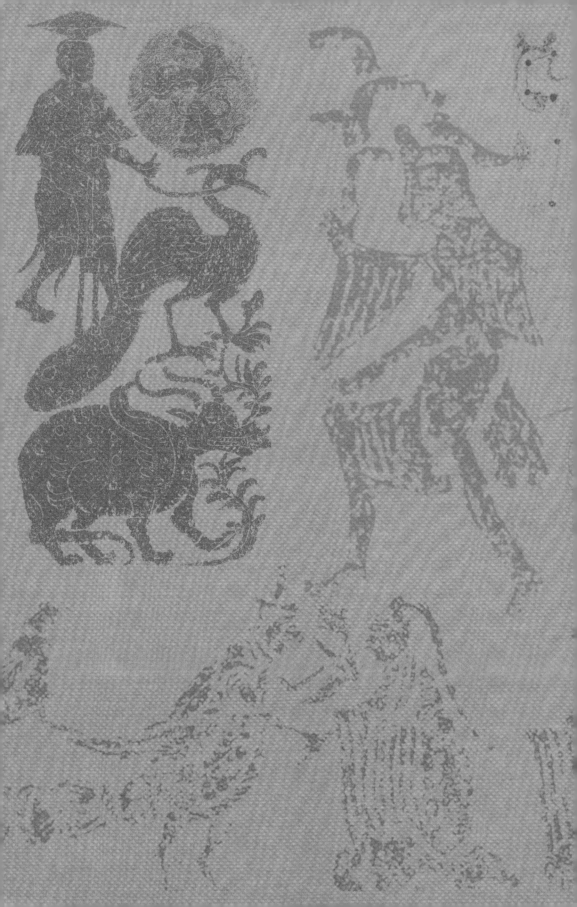

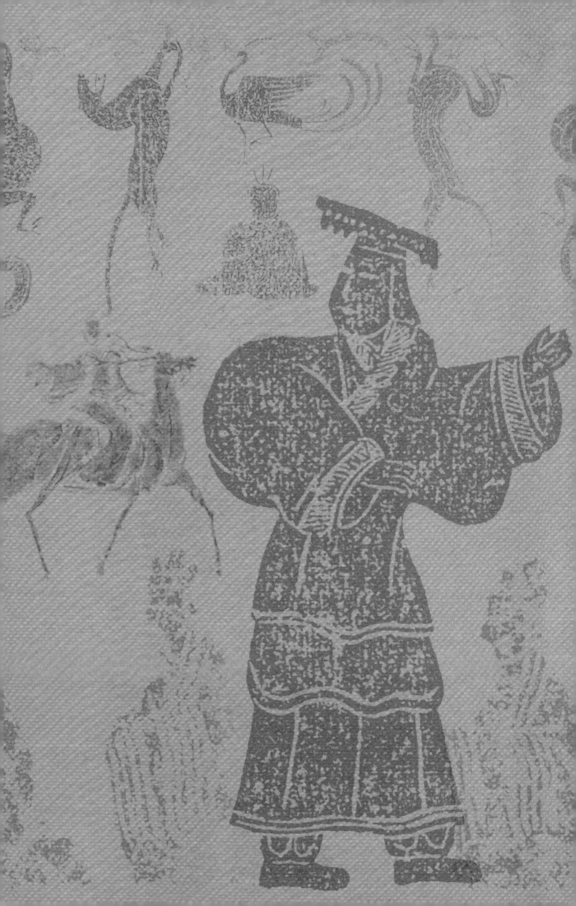

中国古医籍整理丛书

正 骨 范

日本·二宫彦可　撰

马铁明　于本性　苏　妆　校注

中国中医药出版社

·北 京·

图书在版编目（CIP）数据

正骨范／（日）二宫彦可撰；马铁明，于本性，苏妆校注.
—北京：中国中医药出版社，2015.12（2024.4 重印）
（中国古医籍整理丛书）
ISBN 978 - 7 - 5132 - 2929 - 6

Ⅰ.①正… Ⅱ.①二… ②马… ③于… ④苏… Ⅲ.①正骨手法
Ⅳ.①R274.2

中国版本图书馆 CIP 数据核字（2015）第 271372 号

中国中医药出版社出版

北京经济技术开发区科创十三街 31 号院二区 8 号楼
邮政编码 100176
传真 010-64405721
廊坊市祥丰印刷有限公司印刷
各地新华书店经销

开本 710×1000 1/16 印张 7.5 字数 23 千字
2015 年 12 月第 1 版 2024 年 4 月第 4 次印刷
书号 ISBN 978 - 7 - 5132 - 2929 - 6

定价 25.00 元
网址 www.cptcm.com

服务热线 010-64405510
购书热线 010-89535836
维权打假 010-64405753

微信服务号 zgzyycbs
微商城网址 https://kdt.im/LIdUGr
官方微博 http://e.weibo.com/cptcm
天猫旗舰店网址 https://zgzyycbs.tmall.com

如有印装质量问题请与本社出版部联系（010-64405510）
版权专有 侵权必究

国家中医药管理局
中医药古籍保护与利用能力建设项目
组织工作委员会

主 任 委 员 王国强

副 主 任 委 员 王志勇　李大宁

执 行 主 任 委 员 曹洪欣　苏钢强　王国辰　欧阳兵

执行副主任委员 李　昱　武　东　李秀明　张成博

委　　　员

各省市项目组分管领导和主要专家

（山东省）武继彪　欧阳兵　张成博　贾青顺

（江苏省）吴勉华　周仲瑛　段金廒　胡　烈

（上海市）张怀琼　季　光　严世芸　段逸山

（福建省）阮诗玮　陈立典　李灿东　纪立金

（浙江省）徐伟伟　范永升　柴可群　盛增秀

（陕西省）黄立勋　呼　燕　魏少阳　苏荣彪

（河南省）夏祖昌　刘文第　韩新峰　许敬生

（辽宁省）杨关林　康廷国　石　岩　李德新

（四川省）杨殿兴　梁繁荣　余曙光　张　毅

各项目组负责人

王振国（山东省）　王旭东（江苏省）　张如青（上海市）

李灿东（福建省）　陈勇毅（浙江省）　焦振廉（陕西省）

蔡永敏（河南省）　鞠宝兆（辽宁省）　和中浚（四川省）

项目专家组

顾　问　马继兴　张灿玾　李经纬

组　长　余瀛鳌

成　员　李致忠　钱超尘　段逸山　严世芸　鲁兆麟
　　　　　郑金生　林端宜　欧阳兵　高文柱　柳长华
　　　　　王振国　王旭东　崔　蒙　严季澜　黄龙祥
　　　　　陈勇毅　张志清

项目办公室（组织工作委员会办公室）

主　任　王振国　王思成

副主任　王振宇　刘群峰　陈榕虎　杨振宁　朱毓梅
　　　　　刘更生　华中健

成　员　陈丽娜　邱　岳　王　庆　王　鹏　王春燕
　　　　　郭瑞华　宋咏梅　周　扬　范　磊　张永泰
　　　　　罗海鹰　王　爽　王　捷　贺晓路　熊智波

秘　书　张丰聪

前　言

　　中医药古籍是传承中华优秀文化的重要载体，也是中医学传承数千年的知识宝库，凝聚着中华民族特有的精神价值、思维方法、生命理论和医疗经验，不仅对于传承中医学术具有重要的历史价值，更是现代中医药科技创新和学术进步的源头和根基。保护和利用好中医药古籍，是弘扬中国优秀传统文化、传承中医学术的必由之路，事关中医药事业发展全局。

　　1949 年以来，在政府的大力支持和推动下，开展了系统的中医药古籍整理研究。1958 年，国务院科学规划委员会古籍整理出版规划小组在北京成立，负责指导全国的古籍整理出版工作。1982 年，国务院古籍整理出版规划小组召开全国古籍整理出版规划会议，制定了《古籍整理出版规划（1982—1990）》，卫生部先后下达了两批 200 余种中医古籍整理任务，掀起了中医古籍整理研究的新高潮，对中医文化与学术的弘扬、传承和发展，发挥了极其重要的作用，产生了不可估量的深远影响。

　　2007 年《国务院办公厅关于进一步加强古籍保护工作的意见》明确提出进一步加强古籍整理、出版和研究利用，以及

"保护为主、抢救第一、合理利用、加强管理"的方针。2009年《国务院关于扶持和促进中医药事业发展的若干意见》指出，要"开展中医药古籍普查登记，建立综合信息数据库和珍贵古籍名录，加强整理、出版、研究和利用"。《中医药创新发展规划纲要（2006—2020)》强调继承与创新并重，推动中医药传承与创新发展。

2003～2010年，国家财政多次立项支持中国中医科学院开展针对性中医药古籍抢救保护工作，在中国中医科学院图书馆设立全国唯一的行业古籍保护中心，影印抢救濒危珍本、孤本中医古籍1640余种；整理发布《中国中医古籍总目》；遴选351种孤本收入《中医古籍孤本大全》影印出版；开展了海外中医古籍目录调研和孤本回归工作，收集了11个国家和2个地区137个图书馆的240余种书目，基本摸清流失海外的中医古籍现状，确定国内失传的中医药古籍共有220种，复制出版海外所藏中医药古籍133种。2010年，国家财政部、国家中医药管理局设立"中医药古籍保护与利用能力建设项目"，资助整理400余种中医药古籍，并着眼于加强中医药古籍保护和研究机构建设，培养中医古籍整理研究的后备人才，全面提高中医药古籍保护与利用能力。

在此，国家中医药管理局成立了中医药古籍保护和利用专家组和项目办公室，专家组负责项目指导、咨询、质量把关，项目办公室负责实施过程的统筹协调。专家组成员对古籍整理研究具有丰富的经验，有的专家从事古籍整理研究长达70余年，深知中医药古籍整理研究的重要性、艰巨性与复杂性，履行职责认真务实。专家组从书目确定、版本选择、点校、注释等各方面，为项目实施提供了强有力的专业指导。老一辈专家的学术水平和智慧，是项目成功的重要保证。项目承担单位山东中医药大学、南京中医药大学、上海中医药大学、福建中医药大学、浙江省中医药研究院、陕西省中医药研究院、河南省中医药研究院、辽宁中医药大学、成都中医药大学及所在省市中医药管理部门精心组织，充分发挥区域间互补协作的优势，并得到承担项目出版工作的中国中医药出版社大力配合，全面推进中医药古籍保护与利用网络体系的构建和人才队伍建设，使一批有志于中医学术传承与古籍整理工作的人才凝聚在一起，研究队伍日益壮大，研究水平不断提高。

本着"抢救、保护、发掘、利用"的理念，该项目重点选择近60年未曾出版的重要古医籍，综合考虑所选古籍的保护价值、学术价值和实用价值。400余种中医药古籍涵盖了医经、基础理论、诊法、伤寒金匮、温病、本草、方书、内科、外科、女科、儿科、伤科、眼科、咽喉口齿、针灸推拿、养生、医案医话医论、医史、临证综合等门类，跨越唐、宋、金元、明以迄清末。全部古籍均按照项目办公室组织完成的行业标准《中医古籍整理规范》及《中医药古籍整理细则》进行整理校注，绝大多数中医药古籍是第一次校注出版，一批孤本、稿本、抄本更是首次整理面世。对一些重要学术问题的研究成果，则集中收录于各书的"校注说明"或"校注后记"中。

"既出书又出人"是本项目追求的目标。近年来，中医药古籍整理工作形势严峻，老一辈逐渐退出，新一代普遍存在整理研究古籍的经验不足、专业思想不坚定等问题，使中医古籍整理面临人才流失严重、青黄不接的局面。通过本项目实施，搭建平台，完善机制，培养队伍，提升能力，经过近5年的建设，锻炼了一批优秀人才，老中青三代齐聚一堂，有效地稳定了研究队伍，为中医药古籍整理工作的开展和中医文化与学术的传承提供必备的知识和人才储备。

本项目的实施与《中国古医籍整理丛书》的出版，对于加强中医药古籍文献研究队伍建设、建立古籍研究平台，提高古籍整理水平均具有积极的推动作用，对弘扬我国优秀传统文化，推进中医药继承创新，进一步发挥中医药服务民众的养生保健与防病治病作用将产生深远影响。

第九届、第十届全国人大常委会副委员长许嘉璐先生，国家卫生计生委副主任、国家中医药管理局局长、中华中医药学会会长王国强先生，我国著名医史文献专家、中国中医科学院马继兴先生在百忙之中为丛书作序，我们深表敬意和感谢。

由于参与校注整理工作的人员较多，水平不一，诸多方面尚未臻完善，希望专家、读者不吝赐教。

国家中医药管理局中医药古籍保护与利用能力建设项目办公室

二〇一四年十二月

许 序

"中医"之名立，迄今不逾百年，所以冠以"中"字者，以别于"洋"与"西"也。慎思之，明辨之，斯名之出，无奈耳，或亦时人不甘泯没而特标其犹在之举也。

前此，祖传医术（今世方称为"学"）绵延数千载，救民无数；华夏屡遭时疫，皆仰之以度困厄。中华民族之未如印第安遭染殖民者所携疾病而族灭者，中医之功也。

医兴则国兴，国强则医强。百年运衰，岂但国土肢解，五千年文明亦不得全，非遭泯灭，即蒙冤扭曲。西方医学以其捷便速效，始则为传教之利器，继则以"科学"之冕畅行于中华。中医虽为内外所夹击，斥之为蒙昧，为伪医，然四亿同胞衣食不保，得获西医之益者甚寡，中医犹为人民之所赖。虽然，中国医学日益陵替，乃不可免，势使之然也。呜呼！覆巢之下安有完卵？

嗣后，国家新生，中医旋即得以重振，与西医并举，探寻结合之路。今也，中华诸多文化，自民俗、礼仪、工艺、戏曲、历史、文学，以至伦理、信仰，皆渐复起，中国医学之兴乃属必然。

迄今中医犹为国家医疗系统之辅,城市尤甚。何哉?盖一则西医赖声、光、电技术而于20世纪发展极速,中医则难见其进。二则国人惊羡西医之"立竿见影",遂以为其事事胜于中医。然西医已自觉将入绝境:其若干医法正负效应相若,甚或负远逾于正;研究医理者,渐知人乃一整体,心、身非如中世纪所认定为二对立物,且人体亦非宇宙之中心,仅为其一小单位,与宇宙万象万物息息相关。认识至此,其已向中国医学之理念"靠拢"矣,虽彼未必知中国医学何如也。唯其不知中国医理何如,纯由其实践而有所悟,益以证中国之认识人体不为伪,亦不为玄虚。然国人知此趋向者,几人?

国医欲再现宋明清高峰,成国中主流医学,则一须继承,一须创新。继承则必深研原典,激清汰浊,复吸纳西医及我藏、蒙、维、回、苗、彝诸民族医术之精华;创新之道,在于今之科技,既用其器,亦参照其道,反思己之医理,审问之,笃行之,深化之,普及之,于普及中认知人体及环境古今之异,以建成当代国医理论。欲达于斯境,或需百年欤?予恐西医既已醒悟,若加力吸收中医精粹,促中医西医深度结合,形成21世纪之新医学,届时"制高点"将在何方?国人于此转折之机,能不忧虑而奋力乎?

予所谓深研之原典,非指一二习见之书、千古权威之作;就医界整体言之,所传所承自应为医籍之全部。盖后世名医所著,乃其秉诸前人所述,总结终生行医用药经验所得,自当已成今世、后世之要籍。

盛世修典,信然。盖典籍得修,方可言传言承。虽前此50余载已启医籍整理、出版之役,惜旋即中辍。阅20载再兴整理、出版之潮,世所罕见之要籍千余部陆续问世,洋洋大观。

今复有"中医药古籍保护与利用能力建设"之工程，集九省市专家，历经五载，董理出版自唐迄清医籍，都400余种，凡中医之基础医理、伤寒、温病及各科诊治、医案医话、推拿本草，俱涵盖之。

噫！璐既知此，能不胜其悦乎？汇集刻印医籍，自古有之，然孰与今世之盛且精也！自今而后，中国医家及患者，得览斯典，当于前人益敬而畏之矣。中华民族之屡经灾难而益蕃，乃至未来之永续，端赖之也，自今以往岂可不后出转精乎？典籍既蜂出矣，余则有望于来者。

谨序。

第九届、十届全国人大常委会副委员长

许嘉璐

二〇一四年冬

王 序

中医学是中华民族在长期生产生活实践中，在与疾病作斗争中逐步形成并不断丰富发展的医学科学，是中国古代科学的瑰宝，为中华民族的繁衍昌盛作出了巨大贡献，对世界文明进步产生了积极影响。时至今日，中医学作为我国医学的特色和重要医药卫生资源，与西医学相互补充、相互促进、协调发展，共同担负着维护和促进人民健康的任务，已成为我国医药卫生事业的重要特征和显著优势。

中医药古籍在存世的中华古籍中占有相当重要的比重，不仅是中医学术传承数千年最为重要的知识载体，也是中医为中华民族繁衍昌盛发挥重要作用的历史见证。中医药典籍不仅承载着中医的学术经验，而且蕴含着中华民族优秀的思想文化，凝聚着中华民族的聪明智慧，是祖先留给我们的宝贵物质财富和精神财富。加强对中医药古籍的保护与利用，既是中医学发展的需要，也是传承中华文化的迫切要求，更是历史赋予我们的责任。

2010 年，国家中医药管理局启动了中医药古籍保护与利用能力建设项目。这既是传承中医药的重要工程，也是弘扬优秀民族文化的重要举措，不仅能够全面推进中医药的有效继承和创新发展，为维护人民健康作出贡献，也能够彰显中华民族的璀璨文化，为实现中华民族伟大复兴的中国梦作出贡献。

相信这项工作一定能造福当今，嘉惠后世，福泽绵长。

国家卫生和计划生育委员会副主任

国家中医药管理局局长

中华中医药学会会长

王国强

二〇一四年十二月

马 序

　　新中国成立以来，党和国家高度重视中医药事业发展，重视古籍的保护、整理和研究工作。自 1958 年始，国务院先后成立了三届古籍整理出版规划小组，分别由齐燕铭、李一氓、匡亚明担任组长，主持制定了《整理和出版古籍十年规划（1962—1972）》《古籍整理出版规划（1982—1990）》《中国古籍整理出版十年规划和"八五"计划（1991—2000）》等，而第三次规划中医药古籍整理即纳入其中。1982 年 9 月，卫生部下发《1982—1990 年中医古籍整理出版规划》，1983 年 1 月，中医古籍整理出版办公室正式成立，保证了中医古籍整理出版规划的实施。2002 年 2 月，《国家古籍整理出版"十五"（2001—2005）重点规划》经新闻出版署和全国古籍整理出版规划领导小组批准，颁布实施。其后，又陆续制定了国家古籍整理出版"十一五"和"十二五"重点规划。国家财政多次立项支持中国中医科学院开展针对性中医药古籍抢救保护工作，文化部在中国中医科学院图书馆专门设立全国唯一的行业古籍保护中心，国家先后投入中医药古籍保护专项经费超过 3000 万元，影印抢救濒危珍、善、孤本中医古籍1640余种，开展了海外中医古籍目录调研和孤本回归工作。2010年，国家财政部、国家中医药管理局安排国家公共卫生专项资金，设立了"中医药古籍保护与利用能力建设项目"，这是继1982～1986年第一批、第二批重要中医药古籍整理之后的又一次大规模古籍整理工程，重点整理新中国成立后未曾出版的重要古籍，目标是形成并普及规范的通行本、传世本。

为保证项目的顺利实施，项目组特别成立了专家组，承担咨询和技术指导，以及古籍出版之前的审定工作。专家组中的许多成员虽逾古稀之年，但老骥伏枥，孜孜不倦，不仅对项目进行宏观指导和质量把关，更重要的是通过古籍整理，以老带新，言传身教，培养一批中医药古籍整理研究的后备人才，促进了中医药古籍保护和研究机构建设，全面提升了我国中医药古籍保护与利用能力。

作为项目组顾问之一，我深感中医药古籍保护、抢救与整理工作的重要性和紧迫性，也深知传承中医药古籍整理经验任重而道远。令人欣慰的是，在项目实施过程中，我看到了老中青三代的紧密衔接，看到了大家的坚持和努力，看到了年轻一代的成长。相信中医药古籍整理工作的将来会越来越好，中医药学的发展会越来越好。

欣喜之余，以是为序。

中国中医科学院研究员

马继兴

二〇一四年十二月

校注说明

　　《正骨范》系日本医官二宫彦可撰。二宫彦可（1754—1827），名献，字彦可，号拥鼻，本姓小篠，是日本江户时代藩郡割据时的滨田藩（今岛根县）藩侯的侍医。他曾师从多位名医，学过口中科（即口腔科）、眼科、汉方内科、兰方（早期传入日本的荷兰医学被简称为兰方）内科，精通汉（中国）、兰（荷兰）、和（日本）三种医学。二宫彦可在接受医学教育和积累数年临床经验之后，投奔长崎的外科医师吉雄耕牛的门下，专学兰方外科。后遵吉雄耕牛之师训，为了彻底掌握源于中国的正骨推拿术，拜师于长崎著名接骨大师吉原元栋。吉原元栋，字隆仙，号杏荫斋，浪人武士出身，以按摩为业，著有《杏荫斋正骨要诀》，生年不详，殁于宽政十二年（1800）。

　　《正骨范》的版本主要有：日本文化五年（1808）拥鼻所藏版本，此本字迹工整清晰，内容完整。东都书铺千钟房发行的版本也非常清晰，但其书口处刻有"拥鼻所藏"字样，全书版式、字体等也与拥鼻所藏的版本完全相同，可以认为是拥鼻所藏版本的重印。1936年，该书被上海世界书局发行的《皇汉医学丛书》收录于第八分册中，更名为《中国接骨图说》，并对其中的插图做了更改。本次整理以日本文化五年拥鼻所藏版本为底本，以1936年上海世界书局印行的《中国接骨图说》（以下简称"丛书本"）为主校本。书中所引《内经》《脉经》等的内容以通行版本为他校本。

　　具体校注原则如下：

　　1. 将底本竖排格式改为横排，繁体字统一改为规范简体字，加标点。

2. 凡底本中表示文字位置的"右"，一律径改为"上"，不出校记。

3. 底本原目录与正文标题不附，且无页码标注，兹依据正文内容重新编排目录。底本卷首的"正骨范卷上""正骨范卷下"分别改作"卷上"和"卷下"，不出校记。

4. 底本穴名、药名中的不规范用字，一律按国家标准化名称径改，不出校记。

5. 凡底本中的异体字、古今字，一律径改为规范的简体字，不出校记。

6. 凡底本中因形近或音近而误的明显错别字，一律据文义径改，不出校记。

7. 凡底本中的疑难字、冷僻字、异读字均注音，并酌情加以注释。文中的通假字，于首见处出注，并征引书证。

8. 凡底本与校本互异，底本无误，校本有误者，一律不出校记；若显系底本误脱衍倒者，予以勘正，出校记说明。

9. 对底本中较长的段落适当进行了分段，不出校记。

10. 底本的卷上、卷下两卷参与的校对人员不相同，并分别在上、下两卷之首作了说明。如卷上："杏荫斋吉原先生手法 滨田二宫献彦可甫著 医官东都桂川国宝 丸龟绫含弘 长崎白石雄甫 滨田冈田师古 高取佐仓春载 参校"；卷下："杏荫斋吉原先生手法 滨田二宫献彦可甫著 笠间佐野顺 浪速松生鳐 明石井上祐美 伏水山本比德 滨田久佐寿 宫津吉田信天 参校"。根据本次中医药古籍整理的工作细则，一并删除。

11. 底本引录文献，有删节或缩写，不失原意者，不出校记；有损文义者，出校记注明。

12. 为便于阅读，插图均系按底本重绘，随文插入编排，原图题位置统一由插图上方置于插图下方。为了排版需要及方便阅读，将"铁熨斗图""铁镘图""振挺图"三幅图改为卧排，顶左底右，兹作说明。

序

　　三折肱为良医，九折臂为良医，盲史①、湘累②皆能言之，则治打扑折伤者，古之良医也。《周官》有折疡之祝药焉，《政论》有续骨之膏焉，而《本草》《鸿烈》③皆言地黄属骨而甘草生肉。祝药膏药，圣贤所教，何曾无效乎？虽然骨折骸碎，节脱筋断，其所伤者在于腠理之内，而药施诸皮肤之外，不近似隔履搔痒乎？予曾论之，人身之与家国，其理一致。动履平宁者，太平清明之象也；其失常不快者，祸乱之象也。内证者，内乱也；外证者，外寇也。病之得于喜怒饮食者，犹衽席④沉蛊之祸，朝政废缺之害也；病之得于风寒暑湿者，犹夷狄内侵之祸，诸侯叛逆之乱也。若夫打扑伤损之类，是非内患，又非外惧，是犹星陨地震、海啸山崩之变，水火饥馑之灾乎？是宜别有其法焉，岂可比诸内外之治术乎？是故赵宋始有正骨科焉，至明又有接骨科焉，其法载于《圣济》《证治》之诸书。近世《医宗金鉴》所载摸、接、端、提、按、摩、推、拿之八法，是予所谓别得其治者也，唯恨其法未得精细耳。

　　滨田医官二宫彦可博学笃志，精于其业。曾西游至于长崎，师事吉原杏隐，得正骨之术。杏隐原武夫也，扩充其曾所学死

---

　　① 盲史：又称盲左，春秋鲁国太史左丘明的代称。左丘明双目失明，故称盲史。

　　② 湘累：指屈原。屈原是赴湘水支流而溺死的，古人称之为湘累。

　　③ 鸿烈：即《淮南子》，由西汉淮南王刘安（公元前180—公元前123）招引宾客集体编写而成。

　　④ 衽席：亦作"衽席"，本义为床褥与莞簟，此处借指男女色欲之事。

活拳法，以建其法。彦可尽传其秘蕴，东归之后，屡验诸患者，桴鼓相应，十愈八九，遂以良闻。顷原其师说，加之以其所自得者，著《正骨范》二卷，请序于予。予阅之，其书探珠、弄玉、靡风、车转、圆旋、螺旋、跃鱼、游鱼、熊顾、鸢翔、鹤跨、骑龙、燕尾、鸽尾、尺蠖诸法焉，母法十五，子法三十六，合五十一法矣。有图而象之，有说而解之，又别建揉法百五十法焉。富哉术也！比诸《金鉴》诸书所载，则犹金罍①玉爵之于污尊抔饮②耶。杏隐海隅隐士，怀抱奇术，遁戢③不出，销名幽薮，然得彦可而显于天下，岂不为大幸乎？今之医生匿其师传，以为自得，栩栩夸人，钓誉于世，以戈身家之腴者，比比有之，甚则至弯射羿之弓焉。彦可则不然，著其书而显其师，比诸彼徒，岂不亦天冠地履乎？予于此书，不独喜其术之精，而有青蓝之誉焉，又以喜意出于敦厚，慕君子长者之风者乎！

文化五年戊辰长夏土旺日

丹波元简廉夫氏撰

适斋木翘之书

---

① 罍（léi雷）：古代一种盛酒的容器。

② 污尊抔饮：谓掘地为坑当酒尊，以手捧酒而饮。汉桓宽《盐铁论·散不足》："古者污尊抔饮，盖无爵觞樽俎。"

③ 遁戢：隐匿。

序

　　吾家五世以外科承乏侍医，专奉西洋氏之方。而汉洋二书，诸门方法，旁搜广讨，略无遗漏，独于整骨一门，汉氏未能详悉，洋氏多用器械。未详悉者，难施之治；用器械者，苦其难得。长崎有杏隐老人，专以手法整理骨伤，善出其创意。吾友滨田二宫彦可，从杏隐老人，尽受其方，救患起废，其功不鲜。令儿国宝及弟子辈学其方，吾家今用之矣。近日彦可作《整骨范》上下篇，图说兼备，又附载裹帘之法，此吾家所传，彦可学而用之者也，故取证于吾一言，余欣然为之序。

文化丙寅夏六月

东都侍医法眼兼医学疡科教谕桂国瑞

序

古人有曰，折伤打扑者非疾，然而其治疗不得法，则遂陷非命之死，即不至死，亦不免废者。岂可轻忽之哉？

余尝客游于肥之长崎，得阿兰象胥①长吉雄耕牛而欢。谭②及正骨手法，耕牛曰：西洋虽有正骨法，独巧用械，而手法则付之不讲。我长崎有杏荫斋先生，其人原武弁③，姓吉原，名元栋，字隆仙，达于所谓死活拳法。今隐于方伎，以按跷为业，因其所得拳法，潜心正骨多年，终得其奥妙，合缝接折，其效不可胜记也。尝见疗一春夫，以杵撞睾丸绝死，众医不能救者。先生一下手于小腹，按之则忽然苏④，恰如唤起沉睡者。其手法之妙，概此类矣。仆旧相识，足下若愿见之，则请为绍介。余曰：素所欲也。于是委贽⑤门下，得学其术，母法十三，子法十八。道既通，将东归。先生嘱余曰：余已创此手法，未有成书之可以遗于后昆⑥者，吾龄在桑榆，汝能继吾志。乃尽取其秘蕴授焉。于是覃思研精二十余年，更增益为母法十五，子法三十又六，又新立揉法一百五十。施之人，则击扑跌蹶复旧

---

① 象胥：周礼官名。古代指接待四方使者的官员，此指翻译人员。江户"锁国"时代，由于荷兰是日本唯一直接与之交往的西方国家，因此早在世纪前半叶，首先在平户，然后在长崎，出现了以传译荷兰文和日文为职业的所谓"阿兰陀通词"。"阿兰象胥"，即荷兰语翻译的意思。

② 谭：同"谈"。

③ 武弁（biàn 变）：武官。

④ 苏：此后原衍"苏"字，据丛书本删。

⑤ 委贽：送上礼物，拜人为师。

⑥ 后昆：后代，后嗣。

者十而八九，其或不复，亦不至废。此皆因先生之创意秘蕴，非余之妄作者也。凡学此术者，勿忘先生之高德。

呜呼！夫正骨之用也广矣。如稠人杂沓之地，士人演武之场，硼①撞攧②扑常有。则不独医生，虽诸凡士庶，亦学习斯术，其益不鲜而已。故不吝其奥秘，寿之梓③，公于宇内云尔。

文化四年丁卯季冬

滨田侯医臣二宫献撰

---

① 硼（pēng 烹）：碰。

② 攧（diān 巅）：跌，摔。

③ 寿之梓：刻印成书以使其流传久远。

目 录

目
录

三

卷　上

正骨总论

正骨，或接骨，或整骨，皆谓整所跌扑伤损之骨节也。宋时始有正骨科，至明又立接骨科，《圣济总录》《证治准绳》《医宗金鉴》等书可考。《金鉴》特载摸、接、端、提、按、摩、推、拿之八法，而未为详备。今以《金鉴》八法为经，新立母法十五、子法三十六以为纬。凡三百六十五节之伤损者，无所逃于此手法。夫手法者何也？谓以两手使所伤之骨节仍复于旧也。但伤有轻重，而手法各有所宜，其复旧之迟速及遗留残疾与否，皆关手法所施之巧拙也。盖一身之骨节非一致，而筋脉罗列又各不同，故能知其骨节、识其部位，一旦临证，机触于外，巧生于内，手随心转，法从手出。或拽之离而复合，或推之就而复位，或正其斜，或完其阙，则骨之截断、碎断、斜断，筋之弛纵、卷挛、翻转、离合，虽在肉里，以手运转推拿之，自适其情，是称为手法也。

手法亦不可妄施，若元气素弱，一旦被伤，势已难支，设手法再误，则万难挽回，于是别有揉法百五十法。心明手巧，既知其病情，复善用其法，然后治自多效，诚其宛转运用之妙。要以一己之卷舒、高下、疾徐、轻重、开合，能达病者之血气凝滞、皮肉肿痛、筋骨挛折与情志之苦欲也。故不口授面命，则难得其法矣。

检　骨

先问其为跌扑，或为错闪，或为打撞，摸检其所伤之骨节，知其骨脱、骨断、骨碎、骨歪、骨整、骨软、骨硬，而后以手法治之，是正骨家检骨之大要也，最不可孟浪也。

夫人之周身，有三百六十五骨节，以一百六十五字都关次之。首自铃骨之上为头，左右前后至辕骨，以四十九字共关七十二骨。巅中为都颅骨者一，次颅为髅骨者一。髅前为顶威骨者一，髅后为脑骨者一。脑左为枕骨者一，枕就之中附下为天盖骨者一。盖骨之后为天柱骨者一，盖前为言骨者一，言下为舌本骨者左右共二。髅前为囟骨者一，囟下为伏委骨者一，伏委之下为俊骨者一。眉上左为天贤骨者一，眉上右为天贵骨者一。左睛之上为智宫骨者一，右睛之上为命门骨者一。鼻之前为梁骨者一，梁之左为颧骨者一，梁之右①为纠骨者一，梁之端为嵩柱骨者一。左耳为司正骨者一，右耳为纳邪骨者一。正邪之后为完骨者左右共二，正邪之上附内为嚏骨者一。嚏后之上为通骨者左右前后共四，嚏上为腭骨者一。其腭后连属为颔也，

---

①　右：原作“左”，据丛书本改。

左颔为乘骨者一，右颔为车骨者一。乘车之后为辕骨者左右共二，乘车上下出①齿牙三十六事。

复次铃骨之下为膻中，左右前后至蒨，以四十字关九十七骨。辕骨之下左右为铃骨者二，铃中为会厌骨者一。铃中之下为咽骨者，左中及右共三。咽下为喉骨者，左中及右共三。喉下为咙骨者，环次共十事。咙下之内为肺系骨者，累累然共十二。肺系之后为谷骨者一。谷下为偏道骨者，左右共二。咙外次下为顺骨者共八，顺骨之端为顺隐骨者共八。顺下之左为洞骨者一，顺下之右为棚骨者一。洞棚之下，中央为髑骺骨者一，髑骺直下为天枢骨者一。铃下之左右为缺盆骨者二，左缺盆前之下为下厌骨者一，右缺盆骨前之下为分膳骨者一。厌膳之后附下为仓骨者一，仓之下左右为髎骨者共八。髎下之左为胸骨者一，髎下之②右荡骨者一。胸之下为乌骨者一，荡之下为臆骨者一。铃中之后为脊窳③骨者共二十二。脊窳次下为大动骨者一，大动之端为归下骨者一。归下之后为纂骨者一，归下之前蒨骨者一。

复次缺盆之下左右至衬，以二十五字关六十骨支。其缺盆之后为伛甲骨者，左右共二。甲之端为甲隐骨者，左右共二。前支缺盆为飞动骨，左右共二。次飞动之左为

---

① 出：原作"山"，据明·王肯堂《证治准绳·疡医》卷之五《跌扑伤损》改。

② 之：此后原衍"左"字，据丛书本删。

③ 窳（yǔ字）：凹陷。

龙臑骨者一，次飞动之右为虎冲骨者一。龙臑之下为龙本骨者一，虎冲之下为虎端骨者一。本端之下为腕也，龙本内为进贤骨者一，虎端上内为及爵骨者一。腕前左右为上力骨者共八。次上力为驻骨者，左右共十。次驻骨为搦骨者，左右共十。次搦为助势骨者，左右共十。爪甲之下各有衬骨，左右共十。

复次髑骺之下左右前后至初步，以五十一字关一百三十六骨。此下至两乳下分左右，自两足心，众骨所会处也。髑骺之下为心蔽骨者一。髑骺之左为胁骨者，上下共十二。左胁之端各有胁隐骨者，分次亦十二。胁骨之下为季胁骨者共二。季胁之端为季隐骨者共二。髑骺之右为肋骨者共十二。肋骨之下为胁①肋骨者共二。右肋之端为肋隐骨者共十二。蓨骨之前为大横骨者一。横骨之前白环骨者共二。白环之前为内辅骨者，左右共二。内辅之后为骹关骨者，左右共二。骹关之下为捷骨者，左右共二。捷骨之下为髀枢骨者，左右共二。髀枢下端为膝盖骨者，左右共二。膝盖左右各有侠升骨者，共二。髀枢之下为胻骨者，左右共二。胻骨之外为外辅骨者，左右共二。胻骨之下为立骨者，左右共二。立骨左右各有内外踝骨者，共四。踝骨之前各有下力骨者，左右共十。踝骨之后各有京骨者，左右共二。下力之前各有释敧骨者，共十。释敧之

---

① 胁（miǎo 渺）：季肋下方夹脊两旁空软部分。

前各有起仆骨者，共十。起仆之前各有平助骨者，左右共十。平助之前各有衬甲骨者，左右共十。释骹两傍①各有核骨者，左右共二。起仆之下各有初步骨者，左右共二。

凡此三百六十五骨也，天地相乘，惟人至灵。其女人则无顶威、左洞、右棚及初步等五骨，止有三百六十骨。又男子女人一百九十骨，或隐或衬，或无髓势，余二百五十六骨，并有髓液以藏诸筋，以会诸脉溪谷，相需而成身形，谓之四大②。此骨度之常也。

颠骨者，头顶也。其骨男子三叉缝，女子十字缝。位居至高，内函脑髓如盖，故名天灵盖，以统全体者也。或碰撞损伤，骨碎破者必死。或卒然晕倒，身体强直，口鼻有出入声气，虽目闭面如土色，心口温热跳动者可治。切不可撅拿并扶起，惟宜屈膝侧卧，先徐徐用揉法，后熊顾子法第二整理之。

囟骨者，婴儿顶骨未合，软而跳动之处，名曰囟门。或打扑损伤，骨缝虽绽，尚未震伤脑髓，筋未振转者生。治法类颠骨。大凡婴孩之手法者，皆贵揉法。

山角骨，即头顶两旁棱骨也。撷扑损伤，骨碎破者死。骨未破，则虽宣紫肿硬、瘀血凝聚疼痛，或有昏迷目闭不能起，声气短少，语言不出，心中忙乱，睡卧喘促，

① 傍：同"旁"。侧，旁边。
② 四大：佛教以地、水、火、风为四大，认为四者分别包含坚、湿、暖、动四种性能，人身即由此构成。因亦用作人身的代称。

饮食少进者，可治。用揉法，须轻轻。

凌云骨，在前发际下，即正中额骨。其两眉上之骨，左名天贤骨，右天贵骨，两额角也。打扑损伤者，面目浮肿。若内损者，瘀血上而吐衄，昏沉不省人事，治同山角骨。

睛明骨，即目窠四围目眶骨也。其上曰眉棱骨，其下曰䪼骨。䪼骨下接上牙床。打仆损伤血流满面，或骨碎，眼胞损伤，瞳神破碎者难治。

两颧骨者，面上两旁之高起大骨也。击扑损伤，青肿坚硬疼痛，或牙车紧急，嚼物艰难，或鼻孔出血，或两唇掀翻者治。骨破碎者不治。

鼻梁骨者，鼻孔之界骨也。下至鼻之尽处，名曰准头。或打扑，鼻两孔伤，鼻梁骨凹陷者可治，血出无妨。若跌磕伤，开鼻窍或鼻被伤落者，亦无不治。

中血堂，即鼻内颊下脆骨空虚处也。虽被打扑伤损，神气昏迷者无妨，血流不止者危。

地阁骨，即两牙车相交之骨，又名颏，俗名下巴骨。上载齿牙，打扑损伤者，腮唇肿痛牙车振动，虽目闭神昏，或心热神乱、气弱体软无不治。

齿者，口龈所生之骨也，又名曰牙。有门牙、虎牙、槽牙、上下尽根牙之别。凡被跌打砍磕，落去牙齿，如走马牙疳，出血不止者至危。

扶桑骨，即两额骨旁近太阳，肉内凹处也。若跌仆损伤，或掀肿，或血出，或青紫坚硬、头疼耳鸣、青痕满面，憎寒恶冷，心中发热，若撞扑伤凹，骨碎透内者死。

颊车骨，即下牙床骨也，俗名牙钓。承载诸齿，能咀食物，有运动之象，故名颊车。其骨尾形如钩，上控于曲颊之环，其曲颊名两钩骨，即上颊之合钳，以纳下牙车骨尾之钩者也。其上名玉梁骨，即耳门骨也。或打仆脱钩臼，或因风湿袭入，钩环脱臼。单脱者，为错；双脱者，为落。若欠而脱臼者，乃突滑也，无妨。脱臼者，名落架风，又落下颏，俗名吊下巴欠，又云打哈气，探珠母子法整顿之。

后山骨，即头后枕骨也。其骨形状不同，或如品字，或如山字，或如川字，或圆尖，或月芽形，或偃月形，或鸡子形，皆属枕骨。凡有伤损，其人头昏目眩，耳鸣有声，项强咽直，饮食难进，坐卧不安者，先用揉法整之，后熊顾子法第二正之。如误从高处坠下，后山骨伤太重，筋翻气促，痰响如拽锯之声，垂头目闭有喘声者，此风热所乘，至危之证，不能治也，遗尿者必亡。惟月芽形者，更易受伤，如被坠堕、打伤、震动盖顶骨缝，以致脑筋转拧，疼痛昏①迷不省人事，少时或明者，其人可治。

寿台骨，即完骨，在耳后接于耳之玉楼骨者也。若跌打损伤，其耳上下俱肿起，耳内之禁骨有伤则见血脓水，

---

① 昏：原作"皆"，据丛书本改。

耳外瘀聚凝结疼痛，筋结不能舒通，以致头晕眼迷，两太阳扶桑骨胀痛，颈项筋强，虚浮红紫，精神短少，四肢无力，坐卧不安者，先用揉法整之，后熊顾子法第三端理之。

旋台骨，又名玉柱骨，即头后颈骨三节也。一名天柱骨，此骨被伤共分五证：一曰从高坠下，致颈骨插入腔内，而左右废活动者，用熊顾子法第一拔提之；二曰打伤，头低不起，用熊顾母法整理之；三曰坠堕，左右歪邪①，项②强不能顾者，熊顾母法提顾之；四曰仆伤，面仰头不能乘③，或筋长骨错，或筋聚，或筋强者，用熊顾子法第二端之；五曰自缢者，旦至暮，心下若微温者可治，暮至旦，虽心下微温，不可治。徐徐抱解不得截绳，上下安被卧之，用熊顾子法第三整理之。

锁子骨，经名柱骨，横卧于两肩前缺盆之外，其两端外接肩解。击打损伤，或驱马误坠于地，或从高坠下，或撞扑砍磕，骨断骨叉乘者，用车转子法第八整之。

胸骨，即髑骭骨，乃胸胁众骨之统名也，一名膺骨，一名臆骨，俗名胸膛。其两侧自腋而下至肋骨之尽处，统名曰胁，胁下小肋骨名曰季胁。季胁俗名软肋，肋者，单条骨之谓也。统胁肋之总，又名曰肤。凡胸骨被物从前面

---

① 邪：古同"斜"。
② 项：原作"顶"，据丛书本改。
③ 乘：本义为登，升。此处意指支撑。

撞打跌仆者重，从后面撞仆者轻。轻者用揉法治之，重者骨断骨叉乘①，用靡风子法第三整理之。两乳上骨伤者，用靡风子法第二治之。若伤重者，内透胸中，伤心肺两脏，其人气乱昏迷，闭目呕吐血水，呃逆战栗者，则危在旦夕，不可医治矣。

岐骨者，即两凫骨端相接之处。其下即鸠尾骨也，内近心君，最忌触犯。或打扑伤损，骨闪错，轻者用靡风子法第一治之，重者必入心脏，致神昏目闭，不省人事，牙关紧闭，痰喘鼻扇，久而不醒，醒而神乱，此血瘀而坚凝不行者也，难以回生。

凫骨者，即胸下之边肋。上下二条易被损伤，左右皆然。自此以上，有肘臂护之，打扑伤损，用靡风母法端之，在下近腹者，鹤跨母法亦可。

背骨者，自后身大椎骨以下，腰以上之通称也。其骨一名脊骨，一名膂骨，俗呼脊梁骨。其形一条，居中，共二十一节。下尽尻骨之端，上载两肩，内系脏腑。其两旁诸骨附接横叠，而弯合于前，则为胸胁也。跌打伤损，瘀聚凝结，若脊筋陇起，骨缝必错，则不可能俯仰者，用鹤跨母法整顿之，或有为伛偻之形者，鹤跨子法整理之。

腰骨，即脊骨十四椎、十五椎、十六椎间骨也。若跌

① 乘：此处意指支起、翘起。

打损伤，瘀聚凝结，身必俯卧，若欲仰卧、侧卧，皆不能也。疼痛难忍，腰筋僵硬者，骑龙母法治之。

尾骶骨，即尻骨也。其形上宽下窄，上承腰脊诸骨，两旁各有孔，名曰八髎。其末筋名曰尾闾，一名骶端，一名橛骨，一名穷骨，俗名尾桩。或打扑跌蹶，或蹲垫骨错，壅肿者，用骑龙母法。

髃骨者，肩端之骨，即肩胛骨臼端之上棱骨也。其臼含纳臑骨上端，其处名肩解，即肩髆①与臑骨合缝处，俗名吞口，一名肩头。若被跌伤，手必屈转向后，骨缝裂开不能招举，亦不能向前，惟扭于肋后而已。其气血皆壅聚于肘，肘肿如椎不移者，用车转子法第六整顿。或脱臼，手麻木，髃骨突出者，用车转子法第一归窠。或打扑，髃骨闪错，手不能举，疼痛者，车转母法整理之。或筋翻、筋挛、筋胀，髃骨胶结，不能离胁肋者，用车转子法第二转之。或损伤经数日，而髃骨肿硬，臑肘瘀血凝滞如针刺者，车转子法第三拨转之。髃骨错出于后，筋挛筋胀、胶结不动者，车转子法第四挫顿之。肩髃合缝高出，难用运转之手法者，车转子法第五整理之。虽髃骨不脱臼，不骨突出，前后上下运转不如意，筋脉挛急者，车转子法第七治之。

肩胛骨，肩髃之下附于脊背成片如翅者，名肩胛，亦

---

① 髆（bó 博）：肩胛骨。

名肩髆，亦名锹板子骨。打扑攧蹶，骨失位，肿硬者，用鸢翔之法整顿之。

臑骨，即肩下肘上之骨也，自肩下至手腕，一名肱，俗名胳膊，乃上身两大支①之通称也。或坠马跌碎，或打断，或斜裂，或截断，或碎断，打断者有碎骨，跌断者无碎骨，先用揉法整之，将杉篱裹帘法缚之。

肘骨者，胳膊中节上下支骨交接处，俗名鹅鼻骨。若跌伤，其肘尖向上突出，疼痛不止，先用圆旋子法第三挫顿，后用母法正之。肘骨脱臼，手垂不能举，臂腕麻木，或冷凉，用圆旋母法整之。肘骨屈不伸，其筋斜弯者，用圆旋子法第一曳之。肘尖骨向上破皮肉突出，经日不复，肿硬筋挛不伸，臂腕失政者，用圆旋子法第二击顿之，后用母法整理之，老人妇人小儿者，用圆旋子法第四整之。

臂骨者，自肘至腕有正辅二根，其在下而形体长大连肘尖者，为臂骨，其在上而形体短细者，为辅骨，俗名缠骨，叠并相倚，俱下接于腕骨焉。凡臂骨受伤者，多因迎击而断也，或断臂辅二骨，或惟断一骨，先用揉法端之，后用杉篱裹帘法。

腕骨，即掌骨，乃五指之本节也，一名雍骨，俗曰虎骨，其骨大小六枚，凑以成掌，非块然一骨也。其上并接臂辅两骨之端，其外侧之骨，名高骨，一名锐骨，亦名踝

---

① 支：通"肢"。《淮南子·原道》："四支不勤。"

骨，俗名龙骨，以其能宛屈上下，故名曰腕。若坠马手掌着地，只能伤腕，壅肿疼痛，若手背向后，翻贴于臂者，并跃鱼法端之。

五指之骨，名锤骨，即各指本节之名也，其各指次节名竹节骨。若被打伤，折五指，或翻错一指，并游鱼法整之。

胯骨，即髋骨也，又名髁骨。跌打损伤，筋翻足不能直行；筋短者，脚尖着地；骨错者，肾努斜行，用骑龙母法整之。

环跳者，髋骨外向之凹，其形似臼，以纳髀骨之上端如杵者也，名曰机，又名髀枢，即环跳穴处也。跌打损伤，以致枢机错努，青紫肿痛，不能步履，或行止攲①侧艰难，燕尾母法挫顿之。或环跳脱臼，筋弛足痿，蹇麻木者，燕尾子法第一端之。或髋骨闪错，及大腿骨一时碎者，先用揉法整大腿骨，杉篱裹帘法缠缚之，后用燕尾子法第二治髋骨闪错。

股骨者，髀骨上端如杵，入于髀枢之臼，下端如锤，接于胻骨，统名曰股，乃下身两大支通称也，俗名大腿骨。坠马拧伤，骨碎筋肿，黑紫清凉者，先用揉法端之，后用杉篱裹帘法。

膝盖骨，即连骸，亦名髌骨，形圆而扁，覆于楗、胻

---

① 攲：依；倚。金·元好问《读书三月夕二首》之二："墙东有洿池，攲枕听鸣蛙。"

上下两骨之端，内面有筋联属，其筋上过大腿至于两胁，下过胻骨至于足背。如有跌打损伤，膝盖上移者，用尺蠖子法第二整之。或膝屈不伸，腘大筋翻挛者，用尺蠖母法端之。或膝头大肿，黑紫筋直，腘肿疼痛，手不可近者，用尺蠖法第一端之。或膝骨斜错，股骨一时碎伤者，先整其股骨，后尺蠖子法第三治之。

胻骨，即膝下小腿骨，俗名臁胫骨者也。其骨二根，在前者，名成骨，又名骭骨，其形粗；在后者，名辅骨，其形细，又俗名劳堂骨。若被跌打损伤，其骨尖斜突外出，肉破血流，或砍磕被重物击压，骨细碎者，用揉法整之，杉篱裹帘法缚之。

髁骨者，胻骨之下足跗之上，两旁突出之高骨也。在内者名内踝，俗名合骨；在外者为外踝，俗名核骨。或驰马坠伤，或行走错误，则后跟骨向前，脚尖向后，筋翻肉肿，疼痛不止者，用弄玉法端之。

跗骨者，足背也，一名足跗，俗称脚面，其骨乃足趾本节之骨也。其受伤之因不一，或从陨坠，或被重物击压，或被车马踹研①，若仅伤筋肉，尚属易治，若骨体受伤，每多难治，鸽尾法治之。

趾者，足之指也，名以趾者，所以别于手也，俗名足节，其节数与手之骨节同。大指本节后内侧圆骨努突者，

---

① 踹研（yà 压）：践踏碾压。

一名核骨，又名颗骨，俗呼为孤拐也。趾骨受伤多与跗骨相同，惟奔走急迫，因而受伤者多，游鱼法治之。

跟骨者，足后跟骨也，上承胻辅二骨之末，有大筋附之，俗名脚挛筋，其筋从跟骨过踝骨，至腿肚里，上至腘中过臀，抵腰脊至项，自脑后向前至目眦，皆此筋之所达也。若落马坠蹬等伤，以致跟骨拧转向前，足趾向后，即或骨未碎破，而缝隙分离，自足至腰脊，诸筋皆失其常度，拳挛疼痛，宜螺旋法治之。

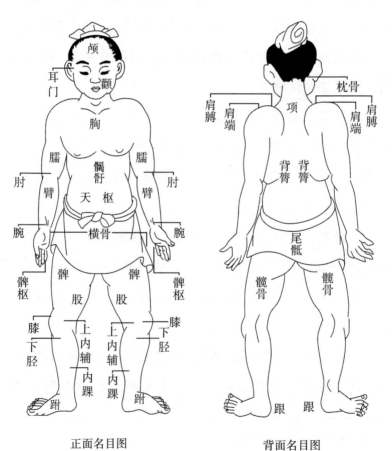

正面名目图　　　　背面名目图

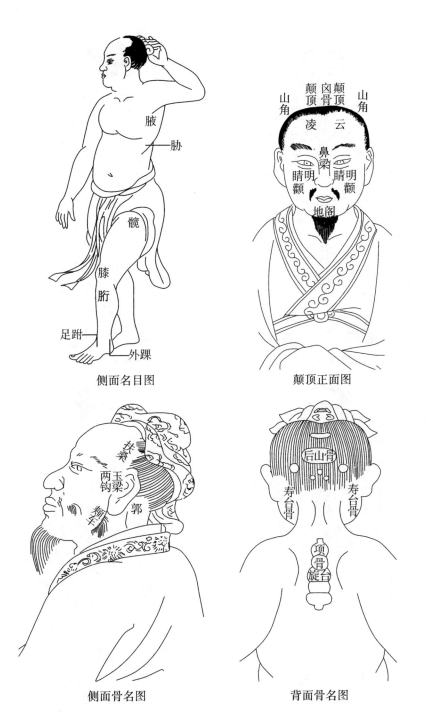

腋
肋
髋
膝
腓
足跗
外踝

側面名目图

颠顶
颠顶
囟骨
颠顶
山角
山角
凌　云
鼻梁
睛明
颧
睛明
颧
地阁

颠顶正面图

扶桑
玉梁
两钩
郭

側面骨名图

后山骨
寿台骨
寿台骨
项
骨
旋台

背面骨名图

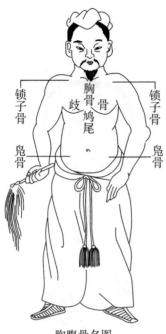

胸腹骨名图

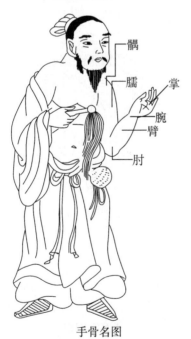

手骨名图

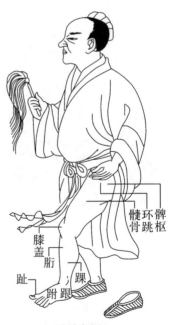

足骨名图

脉证治法

刘宗厚[①]曰：打扑金刃损伤，是不因气动而病生于外，外受有形之物所伤，乃血肉筋骨受病，非如六淫七情为病，有在气在血之分也。所以损伤一证，专从血论，但须分其有瘀血停积而亡血过多之证。盖打扑坠堕，皮不破而内损者，必有瘀血，若金刃伤皮出血，或致亡血过多，二者不可同法而治。有瘀血者，宜攻利之，若亡血者，兼补而行之。又察其所伤，有上下轻重浅深之异，经络气血多少之殊，唯宜先逐瘀血，通经络，和血止痛，然后调气养血，补益胃气，无不效也。顷见围城中军士被伤，不问头面手足胸背轻重，医者例以大黄等利之，后大黄缺少，甚者遂以巴豆代之，以为不于初时泻去毒气，后则多致危殆。至于略伤手指，亦悉以药利之，殊不知大黄之药，惟与有瘀血者相宜，其有亡血过多，元气胃气虚弱之人，不可服也。

戴院使云：仆踣不知曰颠，两手相搏曰扑，其为损一也。因颠扑而迷闷者，酒调苏合香丸灌之；因颠扑而损伤，宜逐其恶血，酒煎苏木调苏合香丸或鸡鸣散，或和气饮加大黄，入醋少许煎，或童便调黑神散，不用童便，用苏木煎酒调亦得；颠扑伤疼，酒调琥珀散极佳，乌药顺气散亦可。

大法固以血之瘀失分虚实，而为补泻，亦当看损伤之

① 刘宗厚：元明间吴陵人，刘完素的九世孙，著有《医经小学》。

轻重。轻者顿挫，气血凝滞作痛，此当导气行血而已。重者伤节折骨，此当续节接骨，非调治三四月，不得平复。更甚者，气血内停沮①塞②，真气不得行者必死，急泻其血，通其气亦或有可治者焉。

凡打扑伤损者，先用手寻揣伤处，用药熨数次，整顿其筋骨，以敷药搽之，后用杉篱裹帘法。骨细碎者，别有正副夹缚定之法。正夹用杉皮去外重皮，约手指大，指排肉上，以药敷杉皮上，其药上用副夹。用竹片去裹竹黄，亦如指大，疏排夹缚。

凡折伤打扑，其痛不可近者，先用草乌散、九乌散之类之麻药，则麻倒不知疼处。或用刀割开，或用剪去骨锋，或以手整顿，骨筋归元端正，后用夹板夹缚定。或箭镞入骨不出，亦可用此药麻之，或铁钳拽出，或用凿匕开取出。若人昏沉，后用盐汤，或盐水，或铁酱汁，或浓煎茗与服立醒。

凡骨断皮破者，不用酒煎药，或损在内，破皮肉者，可加童便在破血药内。若骨断皮不破，可全用酒煎药服之。若只损伤，骨未折肉未破者，用正骨顺气汤、折伤木汤之类。

凡皮破骨出差曰拔，搏捺不入，用快刀割皮，间些捺入骨，不须割肉，肉自破，后用筅尔膏敷贴，疮四傍肿处，用敷药。若破而血多出者，用手整时最要快便。

---

① 沮：同"阻"。
② 塞：原作"寒"，据丛书本改。

凡平处骨断骨碎，皮不破者，只用敷药、药熨、镘①熨，若手足曲直等处，及转动处，只宜绢包缚，令时数转动，不可夹缚。如指骨碎断，止②用苎麻夹缚，腿上用苎麻绳夹缚。冬月热缚，夏月冷缚，余月漫缚。

凡伤重其初，麻而不痛，应拔伸捺正，或用刀取开皮，二三日后，方知痛，且先匀气血。

凡筋挛、筋缩、筋翻者，掺以蚯蚓膏，而后频用揉法。满肿硬坚者，用振挺法轻击之。瘀血聚积，或青紫黑色焮热者，以三棱针刺数处出血，贴以鲫鱼泥、生鳅泥之类。

凡肉破出血不止者，以发绳扎住其上，阅青筋放五六针。青筋不见者，以三棱针，刺足委中穴，血突出高二尺许，渐渐如线，流于地约升余，其人或晕倒，或如委顿状，面失色则疮口出血顿止。

《素问》云：人有所坠堕，恶血留内，腹中满胀，不得前后，先饮利药。此上伤厥阴之脉，下伤少阴之络。刺足内踝之下、然骨之前血脉出血，刺足跗上动脉；不已，刺三毛上各一痏③，见血则已。左刺右，右刺左。善悲惊不乐，刺如上方。

《灵枢》云：身有所伤，血出多及中风寒，若有所坠堕，四肢懈惰不收，名曰体惰。取小腹脐下三结交，阳明

---

① 镘（màn 慢）：指一种用于涂抹的金属工具。

② 止：仅，只。

③ 痏（wěi 伟）：中医针刺术语。针刺孔。

太阴也，脐下三寸关元也。

《脉经》云：从高颠仆，内有血，腹胀满，其脉坚强者生，小弱者死。

破伤之脉，若瘀血停积者，坚强实则生，虚细涩则死。若亡血过多者，虚弱涩则生，坚强实则死。皆为脉病不相应故也。凡砍刺出血不止者，其脉止脉来大者，七日死，滑细者生。

《灵枢》云：有所堕坠，恶血留内；有所大怒，气上而不行下，积于胁下，则伤肝。又中风及有所击仆，若醉入房，汗出当风，则伤脾。头痛不可取于腧者，有所击堕，恶血在内，若肉伤痛未已，可侧刺，不可远取之也。

十不治证

胸背骨破入肺者，纵未即死二七难过。

左胁下伤透至内者。

肠伤断者。

头颅骨碎，脑盖伤者。

小腹下伤，内横骨破者。

血出尽者。

肩内耳后伤透内者。

腰骨压碎者。

伤破阴子①者。

---

① 阴子：睾丸。

熨斗烙法

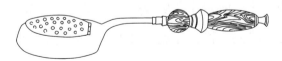

铁熨斗图

先捣烂葱白一味，合定痛散为泥，敷于痛处，以毛头纸蘸醋贴药上，烧铁熨斗烙纸上，以伤处觉热疼，口中有声为度。

镘　熨　法

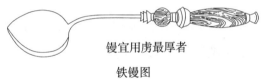

镘宜用房最厚者

铁镘图

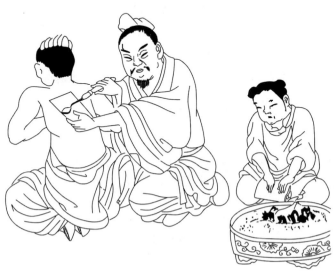

镘熨按排图

以药泥摊厚好纸上，厚五分，更以纸覆其上，敷于患处。烧铁镘子令通红，烙熨其纸上。一法以药泥摊纸上，厚五分，纵六寸，横四寸，从四边起纸来裹之，为一片板，先以铜板架火炉上，置一片板于其上，俟热透罨①熨于患处。

振　挺　法

制以桐木为佳，长一尺五寸围三寸五分

振挺图

振挺，木棒也。长尺半，圆围三寸五分，或面杖亦可。受伤之处，气血凝结，疼痛肿硬，先用布叠令三重，敷患处，以此挺轻轻振击其患处上下四旁，使气血流通得以四散，则疼痛渐减，肿硬渐消也。

腰　柱　法

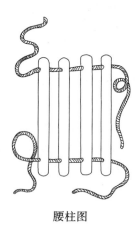

腰柱图

---

① 罨（yǎn 掩）：覆盖，敷。

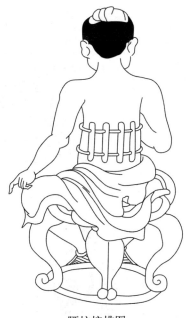

腰柱按排图

　　腰柱者，以杉木四根，制如扁担形，宽一寸，厚五分，长短以患处为度。俱就侧面钻孔，以布联贯之，腰节骨被伤错笋①，膂肉破裂，筋斜伛偻者，先以布缠围患处一二层，将此柱排列于脊骨两旁，再以布缠覆柱上，数层令端正为要。

杉 篱 法

　　杉篱者，复逼之器也。量患处之长短、阔狭、曲直、凸凹之形，以杉木为片，以布卷定之，酌其片数记次序，以布联编之，令不得紊乱，有似于篱，故名焉。手足骨断骨

----

　　① 错笋：指关节错位。

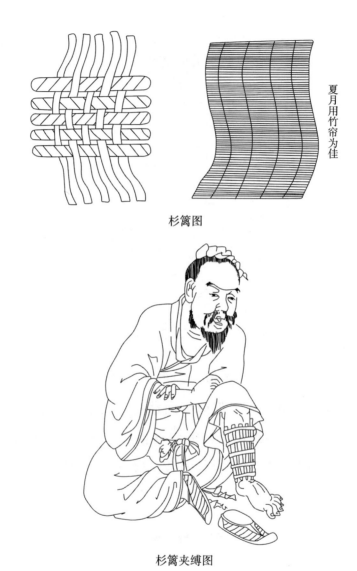

夏月用竹帘为佳

杉篱图

杉篱夹缚图

碎，筋斜筋断者，先以布缠之，以此篱环抱之，再以布缠卷篱上，则骨缝吻合，坚牢无离绽脱走之患，令不动摇为要。

裹 帘 法

裹帘以白布为之，层缠患处，故名裹帘。其长短阔狭，量病势用之。荷兰医书精录其事，桂川月池先生之译，别有其书，故唯举其一二图，而不复赘焉。

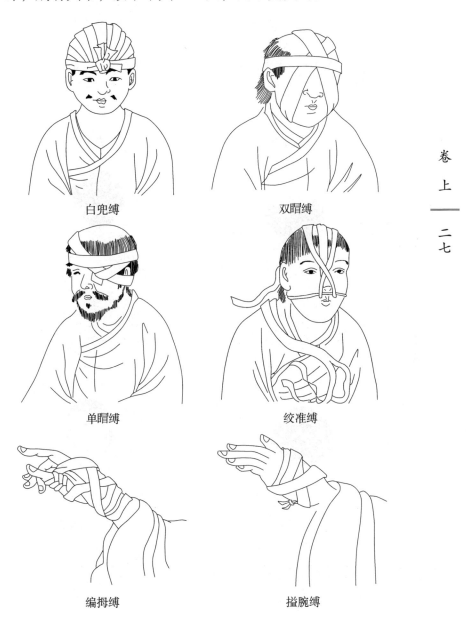

白兜缚

双暄缚

单暄缚

绞准缚

编拇缚

搤腕缚

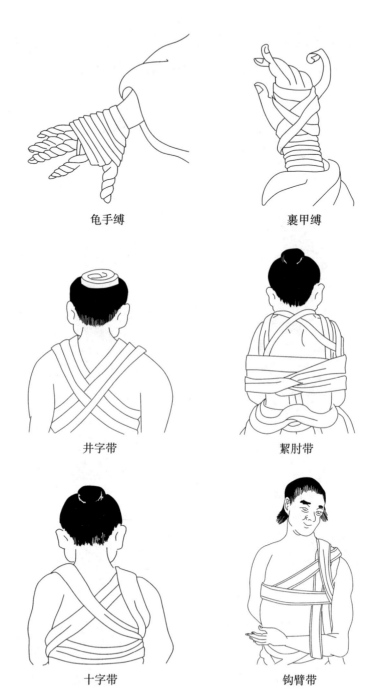

龟手缚　　　　　　　裹甲缚

井字带　　　　　　　絜肘带

十字带　　　　　　　钩臂带

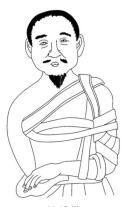

护膊带

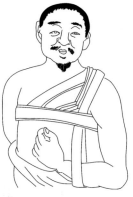

鼍髑带

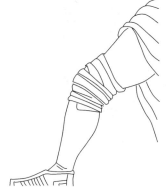

匾髌缚

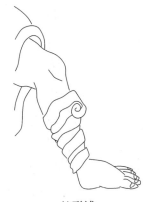

蛇形缚

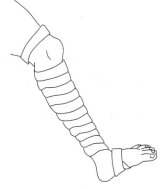

蛇象缚

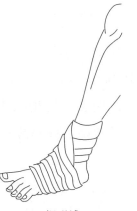

螺形缚

卷　下

正骨图解

探珠母法

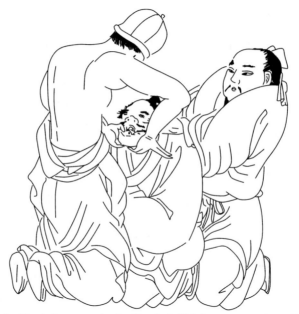

使患者正坐，一人坐背后生①腰，以两手承枕骨边，腕骨当项，指头并向上面把定，要令不动摇，医蹲踞前面，以两手大拇指入患者口中，撙②牙关尽处，四指捧下颏，乘势极力向喉咙③突下，更向上突上，则双钩入上环。

---

① 生：此处意指挺起、直起。
② 撙（zǔn）：按住。
③ 咙：原作"垄"，据丛书本改。

探珠子法

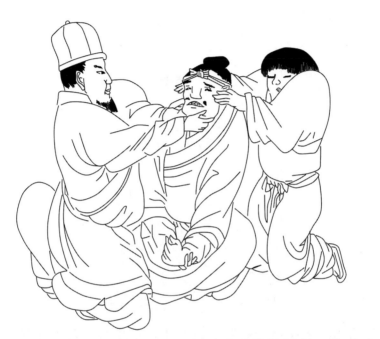

患者佐者坐如母法。医以右手腕骨捧持腮骨，指头向颊车起大拇指，当地仓外面，探求牙关尽处，自皮上捺下如母法。左手受持下颏左傍，要令不摇而已。

熊顾母法

使患者开两踵于臀外而安坐，医在其背后。践开两脚而直立，低头视患者之额上，安右手于额中央，翻左手以虎口挟持其项骨，指头用力把定发际玉枕骨下陷处，翻右手载其颐于掌上，前后相围，左手自肩用力提之，右手应左手之提自下抬之，务勿不正，左右齐一，令右顾三次。

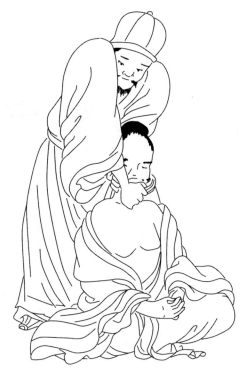

然后当患者头后于胸膛，以左手按额中央，翻右手挟持项骨，载颐于左手掌上如前，令左顾三次。

熊顾子法第一

使患者坐如母法，一人在患者之前，践开两脚，以两手搭患者之肩井上边，指头向肩胛用力推镇焉。医直立其背后，两手挟定如母法，提时左右徐徐令顾，以己之呼吸为度，自肩至腕用力施震震法，其提上之势恰如拔颈状，渐伸时当患者脑后于胸膛，捺托令不弛，以项手代颐手相围如前法。徐徐牵上筋骨抒缓时，令左右顾数次。

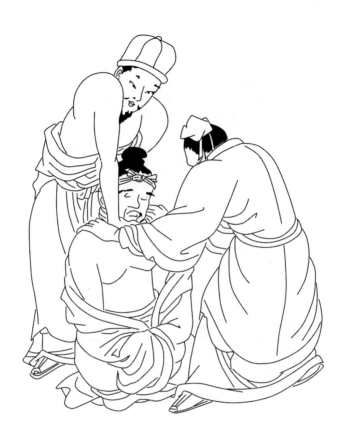

熊顾子法第二

　　使患者坐如母法，医坐其右侧。立右膝，安置右肘于髌上，翻掌载患者颐于其上，覆左手虎口挟定项骨，用力抬上如母法提。左顾时，右膝载肘而将送之。此法为贵人设，如其重症，犹须前法。

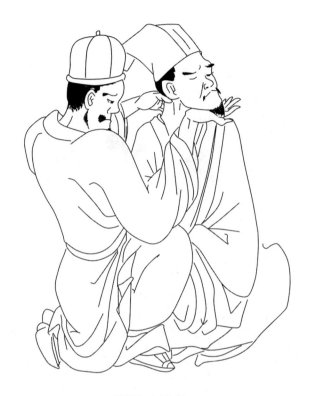

熊顾子法第三

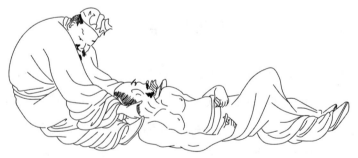

使患者仰卧，医箕踞①其头上。以两足踏定患者之肩

---

① 箕（jī 机）踞：两脚张开，两膝微曲地坐着，形状像箕。

井，翻左手挟项骨，右掌勾颐，徐徐令顾如子法第一。其左顾也，用力蹹右肩，右顾反是。其左右递互十次。

车转母法

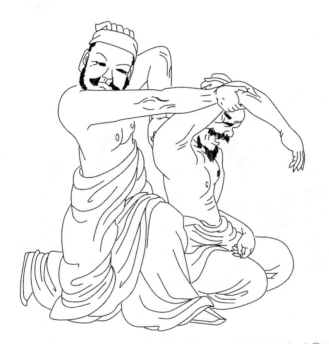

使患者正坐，医坐其右侧如雁行。斜敧右膝跂①左踵，安置左臀于其跟上，用为跗，覆左手搭患者肩上，掌中当肩井指头及缺盆，大拇指在肩髃后陷处，翻右手掌拘持患者肘后，用力拽举如弯弓状，循患者耳后，斡旋如转缫车②状，右手拽，则左手拇指用力捺肩髃后，循耳后斡旋，

---

① 跂（qǐ 起）：通"企"。踮起脚跟。《荀子·劝学》："吾尝跂而望矣，不如登高之博见也。"

② 缫（sāo 臊）车：抽茧出丝的工具。缫，同"缲"。

则四指头用力捺缺盆运转数次。

车转子法第一

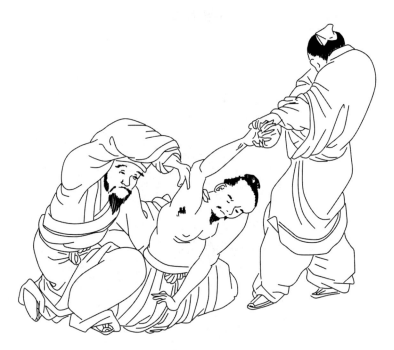

　　医坐如母法。一人在患者前扶患手，其法开两足而立，翻右手把患者之大拇指鱼腹，翻左手把住患掌背腹，随医旋转轻牵，慎勿缓弛，医与扶者为掎角势，齐一旋转，其法小异母法，左手覆住肩井，大拇指揣入臑俞陷中，以右手虎口向肘逆握患者臑间，用力于肩，与扶者回转，及其耳后，则斜肩屈肘扬之。斡旋一次，又转来至耳后，则用力于掌，捺定臑肉，开指头转掌，顺换握，徐徐回转，而至胁肋，则扶者放手而退，医乘势而挫顿。

车转子法第二

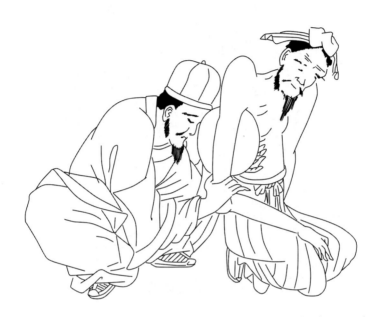

　　使患者端坐，医坐其右背后如雁行。立右膝，以右手轻握患者肘后，而徐徐启之。用左手掌插絮团于其胁肋与肘间，用指头推入于腋下。团皆入则更用虎口冲上，使右手所握之患肘渐切近于胁肋，则臑骨发起复其旧，尚不去絮团，用裹帘如法。

车转子法第三

　　使患者屈其左肘，以掌按其膻中而端坐，医坐右侧。斜敧左膝，以二叠软布，当患手腋下，以左手掌抑之，以右手握定其腕后，以抑腋下手，急推倒。其手法机发，在妙诀焉。

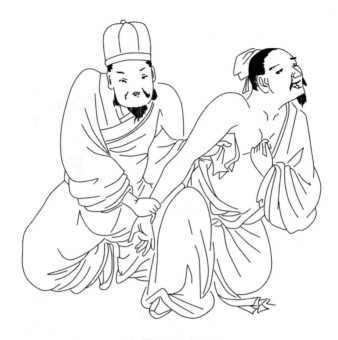

车转子法第四

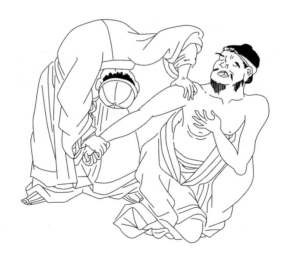

使患者正坐，医雁行于背后。跋扈①两脚，以左手搏

---

① 跋扈：原文为嚣张，猖狂。此处指双脚用力。

住患者肩髃，以右手把定患者右腕后，带回转之意，徐徐颤掉而拽患者肘高举，而跨飞右脚于患者膝前乘势回转。其回转也，拽于患者膝头，至于胁下，沿耳后高举，令不弛，斡旋数次，如母法。

车转子法第五

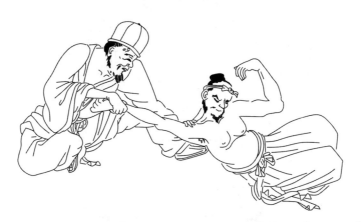

使患者正坐，医立其右背后雁行。跂扈两脚，左手覆患者肩井，四指当缺盆云门上，大拇当臑俞穴，紧固捺定，右手把住患者右腕，乘拽势退辟右足，而拽倒患者，载其右肩髃于左足跗上，左手犹在缺盆肩井而抑定，屈右足敲左膝，以跗扇翻其所载肩髃。其诀也，以所把住右手，捏撩扇翻，要与足跗一齐。

车转子法第六

使患者正坐，医坐患者背后如雁行。敲右膝跂左踵如母法。左手大拇指揣入臑俞陷处，四指覆肩上，右手把住其肘后徐徐动摇，乘举势，有拗之光景，以推出为度。

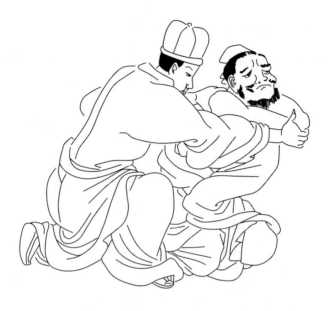

车转子法第七

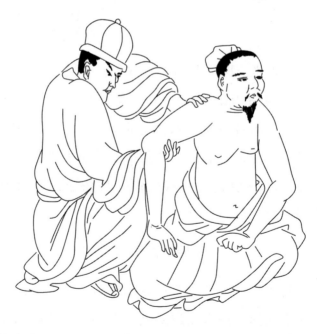

使患者正坐，医坐背后如母法。以左手掌覆肩髃，拇

指当臑俞穴，四指头当缺盆云门上，右虎口挟持患者肘后如母法，自腋下轻控于背后，沿耳后斡旋，将举回，则左手拇指推臑俞穴，至耳后，则掌中推髃骨上，转向前，则推缺盆下。每斡旋互推三处，手里在妙诀焉，一名三折车转。

车转子法第八

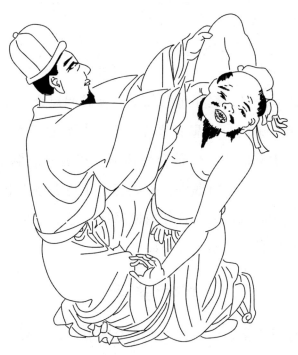

使患者正坐，医对坐。立左膝，右手搭患者肩井上边，四指至肩胛，如钩引于前状。左手抬握患者肘头，为微回意，而捺背后，则右手拽之，往来数次，以缺盆骨露起为度。

圆旋母法

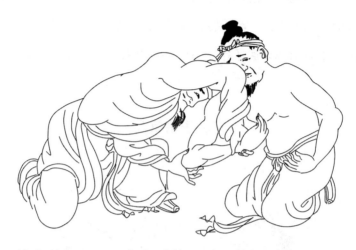

使患者正坐，医在患肘前，对坐其间尺余。立左膝于患者右侧，微侧身向患者之左，右手握定患手腕后内侧，左手掌上承载肘尖，伸首合住额颅于患者右肩髃下膊上，令患者不动摇，以所握手，捺屈患手于患者颐下胸边，左旋向外回转而拽伸之，合住肩髃额颅与承载肘尖左掌，握拽腕后右手者，其期要一齐焉。

圆旋子法第一

使患者正坐，医对其右侧，立左膝，跂右踵，跗臀于跟上。以右手握定患手掌后，当左手于患者腋下，用力于腕，急速推倒患者，倒时医捩①左手肘②，以尺泽受患手肘

---

① 捩（liè 列）：扭转。

② 肘：原作"眝"，据文义改。

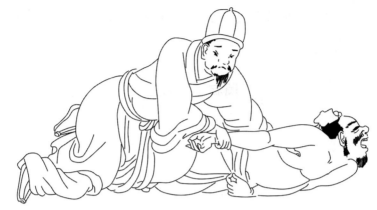

尖，以右手微挠其腕骨于外，曳定于内焉。

圆旋子法第二

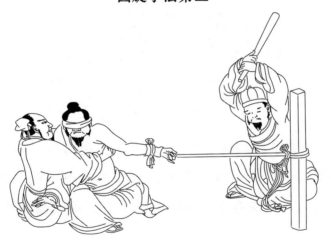

使患者正坐。以帨巾[1]瞀[2]其两眼，结之脑后，又以巾卷其患手腕后寸口，以绳索及绢带约六七尺许，扎住其上，系其末于楹[3]。佐者一人在患者左侧，攲坐，以两手

---

① 帨（shuì 睡）巾：擦手的巾帕。
② 瞀（mào 冒）：本义为低目视也。此处意指遮挡、蒙住。
③ 楹：堂屋前部的柱子。

抱持之，医双手握面杖，极力自头上打绳索中央，势如击弦上，则肘骨顿复。

圆旋子法第三

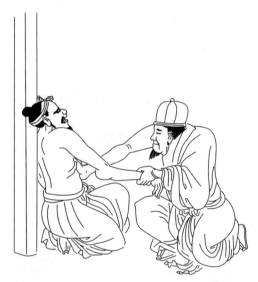

使患者负楹若墙正坐，医对坐于其伤肘，斜右膝，伸右手以掌按住患者右乳上，以左手握患手腕后外侧，左掌捺乳上，则右手带向内回转之意，而徐徐随呼吸拽伸焉。

圆旋子法第四

依母法回转臂肘颇缓，半伸半屈如人字样，勿令伸，承肘左掌之大拇指食指，挟肘骨带掬之意，徐徐回转臂骨，则肘骨合缝。

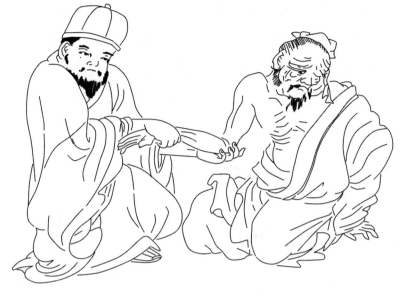

跃 鱼 法

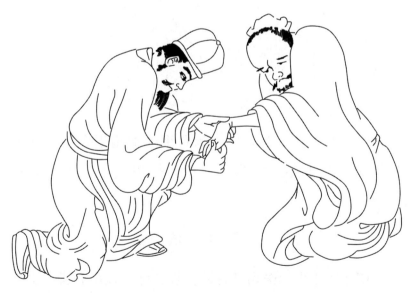

使患者正坐而覆患手，医对坐其前侧。右手上大拇指
下四指，把住患手四指中节，仰左手，上大拇指下四指，

挟其腕骨不缓不紧，乘势而右旋拽伸之，登时以所挟腕骨之大拇指，摎^①聚皮肉于腕骨上，则腕前筋脉为之不挛急，令骨节易运转，而转大拇指，推入阳池穴陷处。其运转也，要以挟腕骨手冲上，以握四指手曳下，左右有引诀于上下之意，而骨节宽容焉。

游 鱼 法

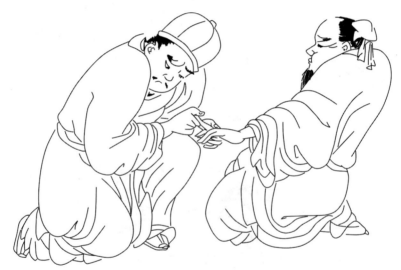

使患者正坐，医对坐。侧右手上拇指下食指，把定患指头，左手亦上大指下食指，挟患节上，运转如跃鱼法。

鸾 翔 法

使患者正坐，医踞其背后，趺左踵，跷出右脚，生腰

---

① 摎（liú 刘）：捋，捋取。

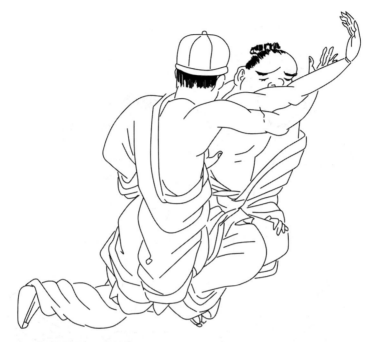

直身。当左掌于患者胛骨，四指头钩胛骨上棱骨，以掌侧骨揣捺肩胛侧骨，右手入患者腋下，屈肘伸五指，衡①患者乳上，张肘腕后承定患者肘后，令伸肘，医用力于曲肘，自肩捺上托送患者肘于颐边，乘其捺送之势，左手从之，指头用力捺镇胛骨，掌侧骨亦用力捺送其胛骨于外，送极而右手微带左旋意，自肩用力拽来，规以患者之体，其拽来右手钩承之，其推送左手以整顿为要。

靡风母法

使患者叉手盘坐，医坐其背后。立右膝跂左踵，置臀

---

① 衡：同"横"。

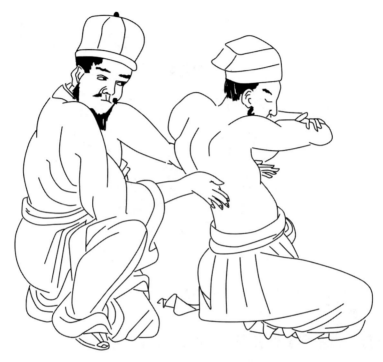

于跟上，右腕当脾俞，其指头向胁肋骨横推之，其肘尖架住膝头，以为用力地，插入左手于腋下，屈臂如轩，伸五指横左乳上，掌后腕骨在胸肋拥抱之，使患者体微仰，而挠于后，右手承载患者体，以微推出意转回之。其回也，左手从肩，右手从腰，徐徐为之，勿疾速焉。

靡风子法第一

使患者正坐，医对坐于患者左胸。斜敧右膝，右手插入患者左腋下，横其腕于背脾俞拗中，勾定于患体，当左手腕骨于两乳间拗中，伸四指压之，带母法之意，从其呼吸，捺送胸肋数回，与母法前后相反耳。

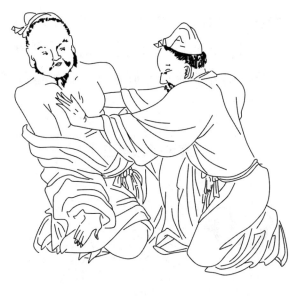

靡风子法第二

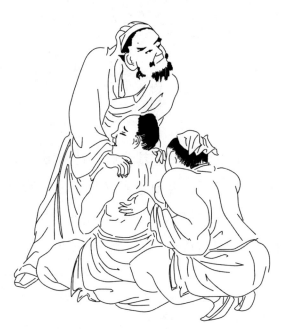

使患者正坐，佐者一人在前跋扈，以两手搭住患者两

肩髃上。医蹲踞患者背后中央，跗①两手肘尖于两膝头，两腕骨横当胛骨下，四指斜向两腋拥之，佐者搏右肩，则医捺右胛承之，搏左肩则捺左胛承之，如被靡风状，左右数次。

靡风子法第三

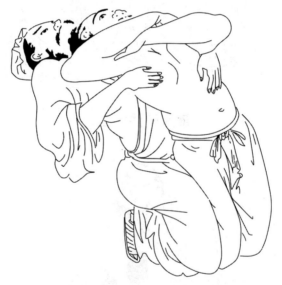

　　使患者叉手正坐，医坐其背后。跂两踵，安住臀于跟上，插入两手于腋下，合抱患者叉手下，以胸膺②切当患者膏肓下边，而拘上反张，令患者背乘于胸上，摩轧之，戾③身左转，又戾身右转，左右挟转六七回。

① 跗：同"匍"，手足伏地之意。此处引申为放置。
② 膺：原作"臃"，据丛书本改。
③ 戾：通"捩"。扭转。潘岳《射雉赋》："戾翳旋把，蒙随所历。"李善注："戾，转也。"

鹤跨母法

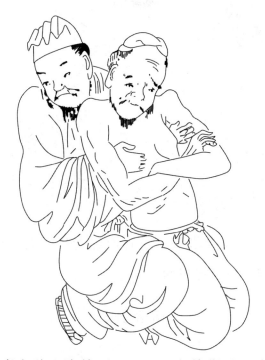

使患者交臂于胸前而正坐，医在其背后。跂两踵，跗臀于跟上，用两膝头，紧挟患者两髋骨，两手插入两腋下，以钩上之，生腰左之右之，戾回动摇，而患处平直为度。

鹤跨子法

使患者正坐，医在其左背后。立右膝跂两踵，跗臀于跟上，用右手腕骨，当脊骨患处，伸五指向右胁肋，架住其肘尖于膝头，以为用力之地，左手插入左腋下，屈肘伸

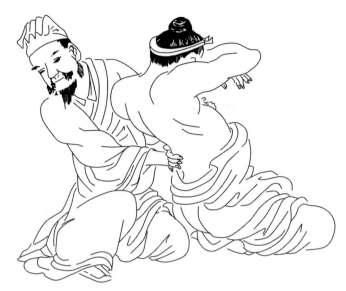

五指，横胸上玉堂华盖，张肩抱患者体，右腕骨捺转脊骨。其转也，令其体斜仰。

骑龙母法

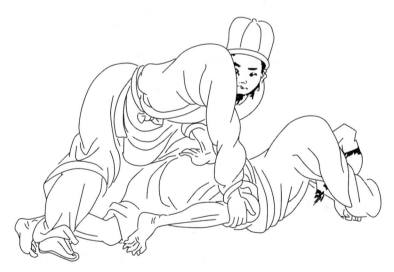

使患者俯卧而伸脚屈右膝，医立左腰侧。开两脚跋入

其右足于患者胯间，屈腰下左手探求腰间脊骨之缝合处，逆掌押其骨尖，下右手持膝头，屈上如燕尾法，乘势回转曳伸之。当其回转曳伸时，以左掌紧捺骨尖，要在中其肯綮①焉。

骑龙子法

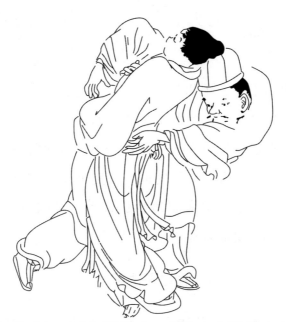

使患者正立，医立其腰后。患处在右则拔入左脚于患者右侧，右手掌横当腰间尖骨上，其指头向外插入左手于右腋下，伸五指横当右乳上，如抱持定，使患者形偃仰，极力于右掌，乘以腕骨动摇之势顿挫，推转于前。当其推出，右手如挽患者体，跨越于右脚，相代于左脚与手如一齐。

---

① 肯綮（qìng 庆）：筋骨结合的地方，比喻要害或最重要的关键。

燕尾母法

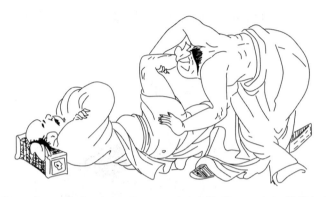

使患者上其右髀侧卧，而半屈其膝，医立其腰后。跂
扈折腰，以左手掌捺罥髀枢尖骨，右手屈四指，钩住膝头
举试之，要髀骨尖头入于掌心，若不入则更为焉。更屈承
举膝头，托送患者乳下季肋间，乘势向下顿挫回转之。当
其回转曳伸也，左掌紧推髀枢尖，带自外面向于背之意，
以掌推臀则应机而复焉。

燕尾子法第一

使患者侧卧如母法，佐者与医斜向立，屈腰持患
者踵与胕骨，从医运转无用自意。医如母法立于腰
后，屈腰下一手掌于髀枢骨尖，要紧押按定，当运转
令髀骨尖不突起，一手承持膝头如母法，屈上膝头于
季肋边徐回转三次，乘势挫顿以归窠，佐者亦随之曳
伸其踵矣。

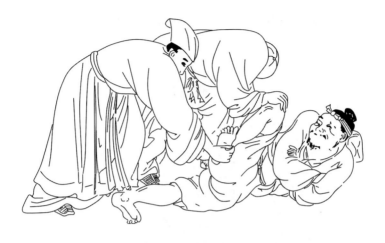

燕尾子法第二

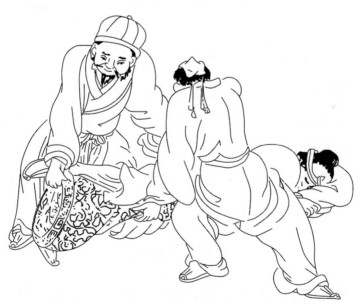

　　使患者侧卧如母法，插入叠被于裹帘所缚伤股间，佐者对立患者面前，两手持被前端，医右手斜合持被后端而提举之，左手紧捺髀骨尖，回转如母法。其右手不

及脚，只被中将送之也，亦要徐迟。其曳也，乘势而复其位。

尺蠖母法

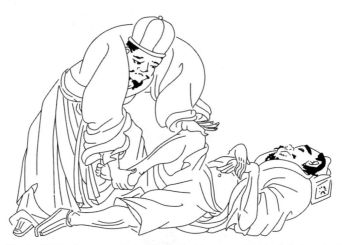

使患者仰卧，医对坐其右脚傍。立左膝生腰，左掌覆定患者膝盖骨上，右手紧握踵，徐徐捺屈脚于患者胸前，冲入跟于股间，势射会阴，顿回转而拽伸焉。其登也，用力于覆盖骨掌，其曳来也，使盖骨不顿于地，向上而以握踵右手，回转拽伸数回。

尺蠖子法第一

使患者坐，医对坐患脚右前，而立左膝，右手握定踝骨，左掌搭患者项，用其四指头，钩压左枕骨边，使患者顿首于前，乘其势右手拽定脚。

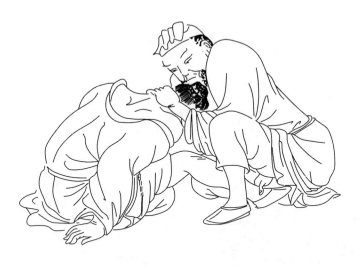

尺蠖子法第二

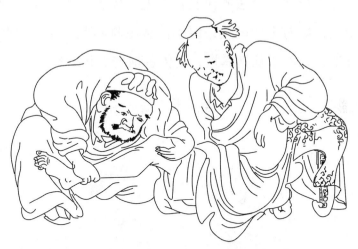

使患者伸出患脚于前，医对其膝右傍而坐，一手握定脚跟，一手屈掌用虎口钩住上移膝盖骨上际，按抚下之。下之也，以握跟手，屈伸其膝如母法，盖骨稍稍下而归元。

尺蠖子法第三

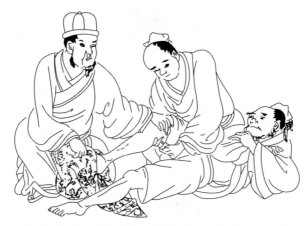

　　先以杉篱裹帘法缠缚股骨伤处，佐者一人以两手抱持裹帘上，医对坐如母法，用小被载患脚踵跟，左手覆膝头如母法，以右手徐拽其被，则佐者抱持而相应焉。

弄　玉　法

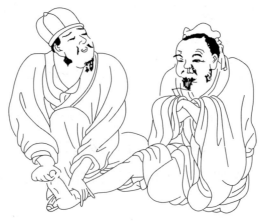

　　使患者跂出右膝于前而坐，医傍其膝外侧与患者并

坐，倒左手以虎口挟定踝骨，覆右手握患足指，令其跟着地，带以四指上钩以鱼腹下托之意，而旋转之，左手乘其势，令踝骨上下，恰如弄玉状，则复其旧。

螺　旋　法

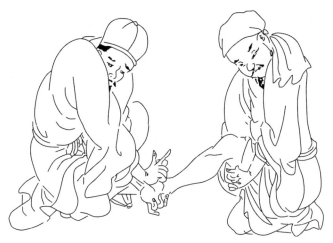

使患者伸右脚于前而坐，医对坐于其足心，左手掌心拘住其跟骨拽之，要令不弛，右手上大拇指，把住足四指，推屈其跗，左旋回转而拽伸之，左掌中之跟左旋回转如螺壳形。

鸽　尾　法

使患者立右膝，仰出足跗而坐。医傍其外侧立左膝，斜与患者并坐。屈左手四指头，横当其足心涌泉穴而捺上。覆右手以腕骨，当其足跗上，握四指捺屈而向于外回转。其屈压也，捺跗上腕则自上推下，捺涌泉指则自下推上，皆极力回转焉。

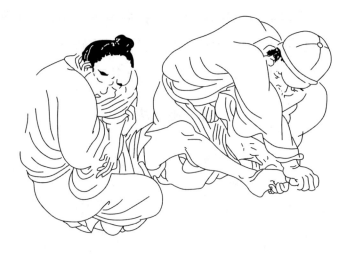

正骨经验方

麻 药 部

整骨麻药

草乌三分　当归　白芷各二分半

上末，每服五分，热酒调下，麻倒不知痛，然后用手如法整理。

九 鸟 散

蔓陀罗花一钱　露蜂房三分五厘　鸠粪三分五厘　反鼻①一钱，一方无反鼻

---

① 反鼻：蝮蛇的别名。

上四味细末，以麻酒饮服，实人九分，虚人八分，昏沉不醒者，与浓煎茗一碗为妙。

草 乌 散

治伤骨节不归窠者，用此麻之，然后下手整顿。

白芷　川芎　木鳖子　猪牙皂角　乌药　半夏　紫金皮　杜当归　川乌各二两　舶上茴香　草乌各一两　木香半两

上为细末，诸骨碎、骨折出臼者，每服一钱，好酒调下，麻倒不知疼处。

熨 药 部

艾 肠 泥

治打扑筋挛骨闪挫及久年打扑痛。

藏瓜姜糟　熟地黄各六十钱　生姜擦，二十钱　艾十五钱

上四味内擂盆研烂为泥，摊好厚纸上，再以纸覆其上，敷患处，烧铁镘烙熨纸上。

黄 酒 散

熨骨节疼痛。

飞罗面①二合②　鸡卵三枚　樟脑二钱

上三味以好酒五合文火煮，蘸白布蒸熨数次。

蒲 黄 散

马鞭草　蒲黄　乌头各四钱

上无灰酒或霹雳酒炼为泥，涂患处厚六七分，以绢或纸覆之，用火针熨其上。

马 鞭 散

生地黄　蒲黄　马鞭草

上三味。

定 痛 散

治一切打扑损伤，定痛消肿，舒筋和络。

当归　川芎　芍药　桂枝各一钱　三奈③三钱　麝香三分　红花五钱　紫丁香根五钱　升麻一钱　防风一钱

上为末，以葱白汁和为泥，敷痛处，以毛头纸④蘸醋贴药上，烧铁熨斗烙纸上，以伤处觉热疼，口中有声为度。

---

① 飞罗面：指磨面时飞落下来混有尘土的面。

② 合（gě 葛）：中国市制容量单位，一升的1/10为一合。

③ 三奈：即山柰出自《本草纲目》，以根茎入药，主产广东、广西和云南。

④ 毛头纸：一种纤维较粗、质地松软的白纸，多用来糊窗户或包装。也叫东昌纸。

熨烙泥

治打扑及肩臂手足不可屈伸者。

酒糟七十钱　冬青叶五十钱　桂枝　合欢皮　生地黄各
七钱

上先细剉冬青叶三味为末，和糟入臼杵为泥，团之如
饦饼大，以纸作盂，盛药于其中，置患处烙其上。

国寿散

百草霜十五钱　飞罗面二十钱　生姜汁五钱

上以酒和匀，贴纸以火针熨其上。

洎夫蓝①汤

打扑伤损肿痛，诸般之熨药，正骨家常用。

忍冬三钱　黄柏二钱　红花四分　硝石一钱三分　樟脑八
分　当归四分　川芎六分　桂枝八分　地黄五分

上以布裹一剂，浸火酒中，煮令色微红，熨患处。

膏药部

蚯蚓膏

缓筋挛筋缩骨关强者。

---

① 洎（jì 计）夫蓝：红花的别名。

蚯蚓四十八钱，水洗，去泥净

上清酒三十二钱，麻油百九十二钱，令相和，内蚯蚓，文火煮，以水气尽为度。

筅　尔　膏

疗一切金疮止痛方，一名百效油。

麻油一合　椰子油四钱　乳香一钱六分　小麦一合

上小麦浸麻油三日，煮令焦，漉去麦渣，入椰乳炼收。

敷　药　部

一　白　散

治打扑伤痕紫黑，有瘀血流注无热者。

半夏

上末，姜汁调傅。

鲫　鱼　泥

治折伤肉烂肿痛者。

生鲫鱼

上去肠骨为泥，涂患处。

生　鳅　泥

治折伤肉烂焮热者。

泥鳅

上擂烂为泥，涂患处。

茴 香 酒

茴香　樟脑　红花

上三味，浸火酒，纳磁器封固三十日。

鸡 舌 丹

不问新旧诸般打扑，杏荫斋常用此方。

桂心末四十钱　丁子①一钱　肉桂二钱　糯米二合

上细末，用密绢罗厨筛出，陈酱汁和匀，鸡翎扫搽
患处。

翻 风 散

治手掌后软骨高起，不痛不脓，无寒热者。

轻粉一钱　山椒末，二钱

上二味，研罗为细末，水调涂遍。

救急奇方

治诸伤瘀血不散。

野苎叶

---

① 丁子：即丁香，又名鸡舌香，以其似丁子，故名丁子香。

上于五六月取收，野苎叶擂烂涂金疮上。如瘀血在腹，用顺流水擂烂，服即通，血皆化水。以死猪血试之可验，秋月恐无叶，可早收之。

黑 龙 散

治坠马或高坠，腰脚肿痛。

苦瓠霜大者瓣共霜　盐梅

上二味，烧存性，清酒或火酎①和调，摺痛处。

赤地利散

治打扑伤损，青紫肿硬，数日不减者。

赤地利②　黄柏　石灰

上三味为细末，酽醋和匀，鸡翎扫涂。

杨 梅 散

治打扑肿硬痛。

黄柏　杨梅皮　胡椒

上三味为细末，火酒和匀为泥，搽涂患处。

假母布刺酒

久年打扑痛。

---

① 酎（zhòu 昼）：醇酒，经过两次或多次重酿的酒。
② 赤地利：别名山荞麦、火炭母。擅治跌打损伤瘀血出血、赤白冷热诸痢等。原产于我国云南、四川、贵州、广西、湖南等省区。

火酒四百八十钱　片脑十钱

上搜令相得，纳壶煮溶，封其口，埋土中百日取出，羽扫患处。

琥　珀　散

疗手足闪挫方。

酒　蘗①二十钱　松脂四十钱　鸡子

上为末，糊调涂损处，以柳皮或蘗皮覆药上，复以绵布卷扎，如此每日一度。

无　名　散

诸般擹跌打扑。

杨梅皮　鹿角霜　石灰韭汁浸　无名异各等分

上醋或酒和调为泥，摊纸上，以罨患处。

玳　瑁　光

治坠马折伤打扑，一切骨节疼痛，不治之症奇验方。

阿胶二钱

上以生姜汁煮胶烊消，合生姜渣搅令相得，适寒温，临卧敷患处。冷不成功，以绵被覆药上，半时计，觉热为知。

---

① 蘗：同"檗"，即黄柏。

生 鲈 泥

治打扑。

生鲈鱼　砂糖

上二昧杵成泥，研匀敷痛处。

麟 血 散

折伤奇方。

乳香　麟血　红花　面粉

上热酒醋和匀。

青 泥

疗打扑。

接骨木叶

上擂烂，取自然汁搽患处。

缀 药

耳鼻伤，损落者。

用人发入阳城罐①，以盐泥固济②，煅③过为末，乘急以所伤耳鼻蘸药，安缀故处，以软绢缚定。

---

① 阳城罐：古时用于炼硫磺的罐子，能耐千度，因其产地在阳城且质量好故称阳城罐。

② 固济：粘结。

③ 煅：中药的一种制法。放在火里烧。

消毒定痛散

治跌扑损伤肿硬疼痛。

无名异　木耳炒　川大黄各五钱

共为末，蜜水调涂。如内有瘀血，砭去敷之。若腐处更用膏药敷之尤好。

麻　肌　散

川乌　草乌　南星　半夏　川椒

上末，唾调搽之。

洗　药　部

散瘀和伤汤

治一切碰撞损伤，瘀血积聚。

番木鳖油炸去毛　红花　生半夏各五钱　骨碎补　甘草各三钱　葱须一两

上水五碗煎滚，入醋二两再煎十数滚，熏洗患处一日十数次。

蒴　藋① 　煎

疗打扑疼痛肿不消。

---

① 蒴藋（shuòdiào 硕掉）：接骨草。

忍冬　蒴藋　接骨木　艾　石菖　莲叶　折伤木各一
两　食盐一合

上七味以水二升煎取一升，洗损处。

片　脑　水

樟脑

上大寒节取井花水，脑一味，盛麻囊，浸三十日。

丸　散　部

鸡　鸣　散

治从高坠下及木石所压，凡是伤损血瘀，凝积气绝
死，烦躁，头痛不得叫呼，并以此药利去瘀血，治折伤
神妙。

大黄一两，酒蒸　桃仁二七粒，去皮尖

上研细，酒一碗煎至六分，去渣。鸡鸣时服，次日取
下瘀血即愈。若气绝不能言，急擘口开，用热小便灌之
即愈。

当归导滞散

治打扑损伤，落马坠车，瘀血大便不通，红肿青黯，
疼痛昏闷，畜血内壅欲死。

大黄一两　当归二分半　麝香少许

上三味，除麝香别研外，为极细末，入麝香令匀。每服三钱，热酒一盏调下如前，内瘀血去，或骨节伤折疼痛不可忍，以定痛接骨紫金丹治之。

夺 命 散

治刀刃所伤，及从高坠下，木石压损，瘀血凝积，心腹痛，大小便不通。

水蛭用石灰拌，慢火炒，令黄色，半两　黑牵牛二两

上末，每服二钱，热酒调下，约行四五里，再用热酒调黑牵牛末二钱催之，须下恶血成块，以尽为度。

八 厘 散

治跌打损伤接骨散瘀。

苏木一钱　铁砂一钱　自然铜三钱，醋淬七次　乳香三钱　没药三钱　血竭三钱　麝香一分　红花一钱　丁香五分　番木鳖一钱，油炸去毛

上共为细末，黄酒温服，童便调亦可。

黑 药 方

治打扑伤损。

干过腊鱼霜，二钱　山椒为霜，二钱

上为末，温酒送下。

当 合 丸

治打扑伤损兼下血。

百草霜十钱　赤豆炒至红色为度，一钱　萍蓬黑炒，五钱
蝮蛇酒炙，一钱

上末，温酒送下，味噌汁亦佳。

疏 血 丸

此药止血开胃。

百草霜三钱　好阿胶蛤粉炒成珠　藕节　侧柏叶　茅根
当归

上共为细末，炼蜜为丸如梧桐子大，每服五钱，早晚
陈①酒送下。

塞 鼻 丹

此丹治跌打损伤，鼻中流血不止，神气昏迷，牙齿损
伤，虚浮肿痛者，及一切衄血之证，皆可用之。

朱砂　麝香　丁香　乌梅肉　川乌　草乌　当归　三
奈各一钱　乳香三钱　皂角七分

上共为细末，用独头蒜泥为丸，以丝棉包裹，塞于
鼻中。

---

① 陈：原作"者"，据丛书本改。

回阳玉龙丸

专敷跌打损伤，气虚寒冷。

草乌二钱，炒　南星一两，煅　军姜①一两，煅　白芷一两　赤芍一两，炒　肉桂五钱

上共为末，葱汤调搽，热酒亦可。

六味地黄丸

伤损之证，肌肉作痛者，乃荣卫气滞所致，宜用后元通气散，筋骨间作痛者，肝肾之气伤也。

熟苄②八两　山萸肉四两，去核　怀山药四两　牡丹皮三两　泽泻三两　茯苓三两

上共为末，炼蜜丸桐子大，空心白汤服三钱。

苏合香丸

沉香　木香　丁香　白檀　麝香　安息香酒熬膏　香附子　白术　荜拨　诃子肉　朱砂　犀角镑，各一两　乳香　片脑　苏合香油入息香膏内，各五钱

上将各味咀成片，为细末，入脑、麝、安息香、苏合香油同药搅匀，炼蜜为丸，每丸重一钱，用蜡包裹。每用大人一丸，小儿半丸，去蜡皮，以生姜自然汁化开，擦牙

---

① 军姜：干姜的别名，又名白姜、均姜。
② 熟苄：熟地。《尔雅·释草》："苄，地黄。"

关，别煎姜汤少许，调药灌下，神效。

鹜 霜 散

治一切久年打扑痛。

鹜去嘴、足、翅、肠，以红花①、人参一两，填腹

上纳土器，盐泥封固，烧存性为细末，热酒送下
一钱。

黑 神 散

黑豆去皮炒，半斤　熟干地黄酒浸　当归去芦，酒制　肉
桂去粗皮　干姜炮　甘草炙　芍药　蒲黄各四两

上为细末，每服二钱，酒半盏，童子小便半盏，不拘
时煎调服。

汤 药 部

复元活血汤

治从高堕下，恶血凝结，肿硬疼痛不可忍者。

柴胡五分　当归　穿山甲炮　栝蒌根各三钱　甘草　红
花各二分　桃仁去皮尖，五十个　大黄酒浸，一两

上杵②桃仁研烂，余药剉如麻豆大，每服一两，水

---

① 花：此后原衍"花"字，据丛书本删。
② 杵：原作"仵"，据丛书本改。

二钟，酒半盏，煎至七分，去渣，食前温服，以利为度。

敛 血 剂

治因金刃伤而动经脉，卒晕欲死者，故①产后血晕，及打扑动经脉者，皆主之。

萍蓬　桂枝　木香　当归　黄芩　白术　黄连　甘草　川芎　丁子　地黄　槟榔　茯苓　大黄　人参

上十五味，细剉，盛布囊，渍麻沸汤，须臾绞，顿服。

清上瘀血汤

治上膈被伤者。

羌活　独活　连翘　桔梗　枳壳　赤芍药　当归　栀子　黄芩　甘草　川芎　桃仁　红花　苏木　大黄

上生地黄煎，和老酒、童便服。

清下破血汤

治下膈被伤者。

柴胡　川芎　大黄　赤芍药　当归　黄芩　五灵脂　桃仁　枳实　栀子　赤牛膝　木通　泽兰　红花　苏木

---

① 故：此后原衍"旁"字，据丛书本删。

上生地黄煎，加老酒、童便和服。

正骨顺气汤

杏荫斋诸般打扑伤损之通用。

当归　川芎　白芍药　苍术　厚朴　茯苓　半夏　白芷　枳壳　桔梗　干姜　桂枝　麻黄　甘草　羌活　蜜香

上姜水煎。

赤地利汤

治打扑奇方。

赤地利

上水煎，顿服。一方烧存性，糯米粉中停，温酒送下。

鳘① 鱼 汤

治打扑折伤。

鳘鱼二钱　当归六分　川芎五分　大黄四分

上四味，以水二合煮取二分，日二服。服之则患处觉痛，久者服十余剂愈，神验。

加减苏子桃仁汤

治瘀血内聚，心经瘀热，大肠不燥者。

---

① 鳘（mǐn 敏）：同"鮸"。海鱼的一种。

苏子二钱半，末　红花一钱　桃仁炒　麦门　橘红各三钱

赤芍　竹茹　当归各二钱，酒洗

上水三钟，煎一钟，渣二钟，煎八分，温服。

犀角地黄汤

揰①扑胸膛吐血者。

犀角　生地黄酒浸，别捣　牡丹皮　白芍药各等分

上水煎。

桃仁承气汤

大黄　芒硝　桃仁　桂枝　甘草

上水煎服，以利为度。

抵　当　汤

水蛭　虻虫各三十枚，去翅足　大黄一两，酒浸　桃仁三

十枚，去皮尖

上以水五升，煎取三升，去滓，温服一升。不，再服。

调　经　散

川芎　当归　芍药　黄芪各一钱半　青皮　乌药　陈皮

熟地黄　乳香别研　茴香各一钱

---

① 揰（chòng 冲）：推击。

上作一服，水二钟，煎至一钟，不拘时服。

折伤木汤

折伤木　当归　川芎　地黄　大黄　芍药　泽泻　枳实　茯苓　蒲黄　甘草
上十一味。

四 物 汤

当归三钱　川芎　白芍　熟芐各二钱
上水煎。

百 合 散

川芎　赤芍药　当归　百合　生地黄　侧柏叶　荆芥犀角　丹皮　黄芩　黄连　栀子　郁金　大黄各一钱
上水煎，加童便和服。

加减承气汤

大黄　朴硝各二钱　枳实　厚朴　当归　红花各一钱甘草二分
上水酒各半煎服。

玉 烛 散

生地黄　当归　川芎　赤芍药　大黄酒浸　芒硝
上引用生姜水煎。

校注后记

　　《正骨范》由日本江户时代滨田医官二宫彦可撰。二宫彦可（1754－1827），名献，字彦可，号拥鼻，本姓小篠。13岁时，二宫彦可因为病弱残疾，被废嫡而过继给远州藩口中科藩医二宫元昌作养子。他虽面容丑陋，却天资赢人，精通中文和荷兰文，还系统地学习了中医学、日本汉方医学和荷兰医学。又在掌握了西医外科手术方法之后，受老师吉雄耕牛之托，改换门庭，师从正骨大师吉原元栋。19世纪初，吉原元栋派二宫彦可到中国学习正骨术。二宫彦可从中国正骨疗法和荷兰医学两个角度上整理编辑成了这本被后世褒誉为"汉（中国）兰（荷兰）和（日本）折衷派"的代表作——《正骨范》，完稿于1807年，刊行于1808年，此年二宫彦可正值54岁。

　　据《全国中医图书联合目录》记载《正骨范》的最早版本为日本文化四年丁卯年开镌、戊辰年发行的拥鼻所刻本，其后有东都书铺千钟房的刻本。1936年，经过文字校勘和插图的技术处理后，此书被收入陈存仁主编、上海世界书局出版的《皇汉医学丛书》第八册中，不过书名被改为《中国接骨图说》。至于为何要改书名，笔者以为可能与丛书编者认为该书大量地介绍了明代以后从中国传入日本的接骨手法的事实有关。

《正骨范》分卷上、卷下两卷。卷上名正骨总论，细分检骨、脉诊治法、十不治证、敷药法、药熨法、熨斗烙法、镘熨法、振梃法、腰柱法、杉篱法、裹帘法。卷下正骨手法，图文并茂地介绍了吉原元栋用于骨折脱臼的 13 种整复手法和不同于《杏荫斋正骨要诀》的 15 种母法和 26 种子法，共计 41 法；正骨经验方中，记载了麻药、熨药、膏药、敷药、洗药、丸药和汤药 7 部共 66 张处方，其中收入了传自《杏荫斋正骨要诀》的鸡舌丹和正骨顺气汤。

二宫彦可所描述的正骨法，其理论主要是源于清代《医宗金鉴·正骨心法要旨》。据《正骨范》丹波元简之序："其法载于《圣济（总录）》《证治（准绳）》之诸书，近世《医宗金鉴》所载摸、接、端、提、按、摩、推、拿之八法是予所谓别得其治者也，唯恨其法未得精细耳。"二宫彦可在掌握了由陈元赟、三浦义辰、吉原元栋等口传心授、单线嫡传的中国正骨手法之后，为使之具体化、可视化、规范化和常规化，在书中增绘几十幅插图，为中国正骨术的保存和发展做出了贡献。

另外，二宫彦可在书中还提及吉原元栋常用于软组织疾患康复的 150 种揉法，可惜没有图文记载。这 150 种揉法可能包括了除正骨手法以外的一般按摩手法。这也说明《正骨范》着重于正骨术的传承，而不是按摩术。二宫彦可因为是正骨医兼外科医，所以骨折脱位固定法没有采用

《医宗金鉴·正骨心法要旨》的裹帘法，而是采用荷兰医学的白布绷带法，附有 18 幅插图。由此可见，尽管是在相当于中国明万历三十一年至清同治六年的日本江户时代，二宫彦可却早就遵循实利、实效、实用、实学的原则，汉兰折衷，取舍有度，从汉（中国）取中药方剂和正骨法，从兰（荷兰）取解剖学和绑带法，再加上和（日本）固有的正骨法。由此可见他确实是一位杰出的古代日本"中西医结合"的先驱者。

从《正骨范》开始，日本古代正骨术以柔道整复疗法的形式向现代走来。所以说，《正骨范》也形成了柔道整复疗法的学术基础。

总 书 目

I

本　草

方　书

医便

卫生编

袖珍方

仁术便览

古方汇精

圣济总录

众妙仙方

李氏医鉴

医方丛话

医方约说

医方便览

乾坤生意

悬袖便方

救急易方

程氏释方

集古良方

摄生总论

摄生秘剖

辨症良方

活人心法（朱权）

卫生家宝方

见心斋药录

寿世简便集

医方大成论

医方考绳愆

鸡峰普济方

饲鹤亭集方

临症经验方

思济堂方书

济世碎金方

揣摩有得集

亟斋急应奇方

乾坤生意秘韫

简易普济良方

内外验方秘传

名方类证医书大全

新编南北经验医方大成

临证综合

医级

医悟

丹台玉案

玉机辨症

古今医诗

本草权度

弄丸心法

医林绳墨

医学碎金

医学粹精

医宗备要

医宗宝镜

医宗撮精

医经小学

医垒元戎

证治要义

松厓医径

扁鹊心书

素仙简要